CHIRURGIE INFANTILE & ORTHOPÉDIQUE

P. REDARD & F. LARAN

Atlas de Radiographie

CHIRURGIE INFANTILE ET ORTHOPÉDIQUE

ATLAS
DE
RADIOGRAPHIE

PAR

P. REDARD ET F. LARAN

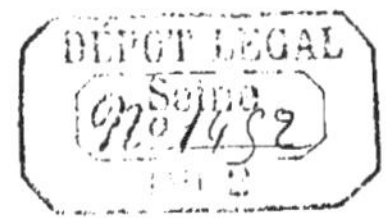

PARIS
MASSON ET CIE, ÉDITEURS
LIBRAIRES DE L'ACADÉMIE DE MÉDECINE
120, BOULEVARD SAINT-GERMAIN

1900

INTRODUCTION

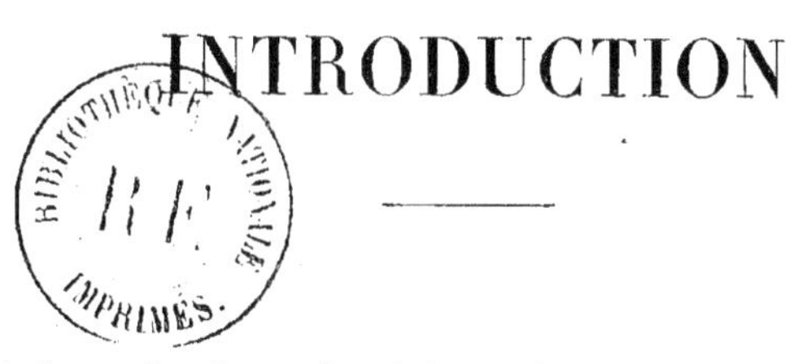

L'étude sur le vivant des déformations, des affections osseuses et articulaires, observées en chirurgie infantile et orthopédique, ne peut actuellement, dans la plupart des cas, être faite sans le concours de la radiographie.

Nous jugeons donc utile de représenter dans notre Atlas les principaux spécimens des épreuves que nous avons recueillies sur ce sujet, donnant surtout nos images radiographiques des déviations du rachis, des ostéo-arthrites et des luxations congénitales de la hanche.

Nous démontrerons que la radiographie est presque toujours un élément précieux de diagnostic, de pronostic et de traitement.

Mieux que la radioscopie, qui est véritablement bien peu utile pour l'étude des affections chirurgicales profondes, la radiographie donne une représentation exacte de la configuration des difformités, des lésions des os et des articulations, même lorsqu'elles sont situées profondément.

Quelquefois, il est vrai, les renseignements fournis sont incomplets; les lésions, la situation et la position des os ne sont pas exactement représentées. On doit souvent interpréter les épreuves obtenues.

Les erreurs sont néanmoins très rares et si les épreuves radiographiques sont bonnes, si on les compare à celles du côté normal, on obtient des notions exactes sur la configuration des parties profondes, inaccessibles à nos moyens d'investigation habituels.

Nous aurions désiré pouvoir représenter un plus grand nombre de planches. Nous espérons qu'il nous sera permis de donner une suite à notre *Atlas*.

Le procédé de *photocollographie*, que nous avons adopté pour la reproduction de nos clichés, a le très grand avantage de donner une représentation, absolument fidèle et *sans retouche*, de la configuration des déformations et des lésions osseuses. M. D. A. Longuet, qui a apporté tous ses soins à l'exécution de nos planches, a droit à nos plus vifs remerciements.

Nous remercions enfin M. le Président et MM. les Membres du Conseil d'administration du Dispensaire Furtado-Heine, qui, avec une très grande libéralité, nous ont accordé les moyens d'exécuter nos radiographies, prises pour la plupart sur des enfants soignés dans cet établissement hospitalier.

CHAPITRE I

Radiographie dans l'étude des déviations du rachis (Scoliose et Mal de Pott).

I

Scoliose.

La radiographie permet d'obtenir la plupart des renseignements que l'on demande habituellement aux recherches anatomo-pathologiques. Elle permet d'apprécier, sur le vivant, la configuration, le degré d'affaissement des vertèbres, les diverses déformations du corps, du pédicule et de l'arc vertébral. Sur les épreuves des Planches I, II, III, on distingue, à différentes hauteurs du rachis, les vertèbres plus ou moins déformées et affaissées, le degré de la déformation cunéiforme, de l'affaissement rhomboïdal et des déformations de l'arc vertébral.

Sur quelques clichés, on note la soudure osseuse de plusieurs vertèbres (*Planche I*), l'existence de productions osseuses périphériques qui nous renseignent sur les causes et le degré de la rigidité du rachis et nous fixent par conséquent sur le pronostic et la curabilité de quelques scolioses anciennes. Les productions périostiques, les ostéophytes sont cependant, en général, assez mal représentés dans les radiographies.

Le degré de la torsion (*Planche II*) et de l'inflexion latérale du rachis, la diminution de l'espace du côté concave, l'augmentation du côté convexe sont bien figurés dans nos planches.

On peut donc, par ce moyen d'investigation, évaluer le degré de la déviation des corps vertébraux en le comparant à celui, toujours moindre, des apophyses épineuses, obtenir ainsi une mensuration assez précise de la déviation vertébrale.

Des radiographies, prises à diverses périodes du traitement, indiquent les résultats thérapeutiques obtenus (*Planches III, IV*).

A l'aide de la radiographie de vertèbres appartenant à un squelette d'un sujet atteint de scoliose ancienne, nous avons obtenu de précieux renseignements sur la configuration et la structure des vertèbres scoliotiques (*Communication au Congrès français de chirurgie. Séance du mercredi matin,* 19 *octobre* 1899).

La radiographie donne encore d'utiles renseignements pour le diagnostic des diverses variétés de déviations vertébrales (fausses scolioses, scoliose traumatique, scoliose rhumatismale, spondylose rhizomélique, etc.).

PLANCHE I

Scoliose ancienne très prononcée chez une jeune fille de onze ans. — Courbure principale dorsale à convexité droite; courbures secondaires : lombaire et cervicale à convexité gauche. — Énorme gibbosité dorsale. — Déformation de la poitrine, etc.

Représentation du siège et du degré des courbures, de l'inflexion latérale et de la torsion. — Déformation du thorax. — Situation des côtes. — Déformations des corps vertébraux en divers points des courbures (déformation cunéiforme, asymétrie). — Soudure et productions osseuses nouvelles au niveau des 6e, 7e et 8e dorsales. — Écartement des vertèbres cervicales et lombaires au niveau de la convexité des courbures.

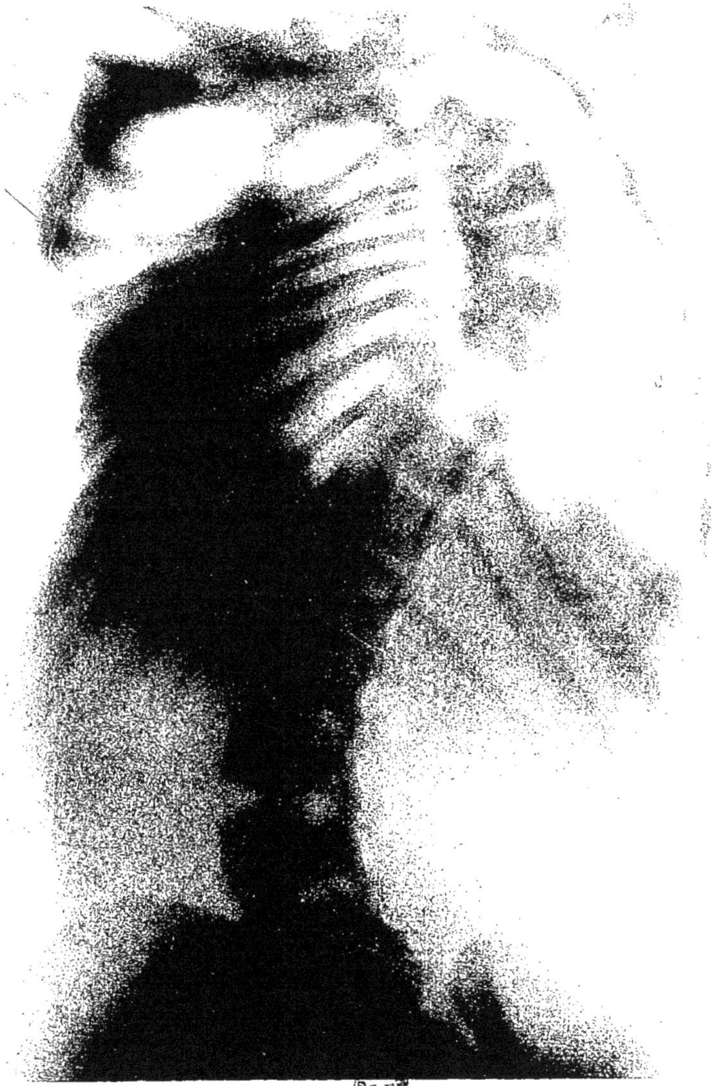

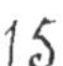

1

PLANCHE II

Scoliose dorsale principale à convexité droite, lombaire secondaire à convexité gauche, chez une jeune fille de douze ans. — Courbure et inflexion latérale moyennement marquées. — Gibbosité prononcée.

Mêmes indications que dans la Planche I.

Du côté de la convexité, en dehors de la ligne représentant la courbure, on note des parties sombres, séparées par des espaces clairs, dues aux crêtes apophysaires, très visibles sur l'épreuve en raison de la torsion. Cette particularité permet d'apprécier assez exactement le degré de la torsion.

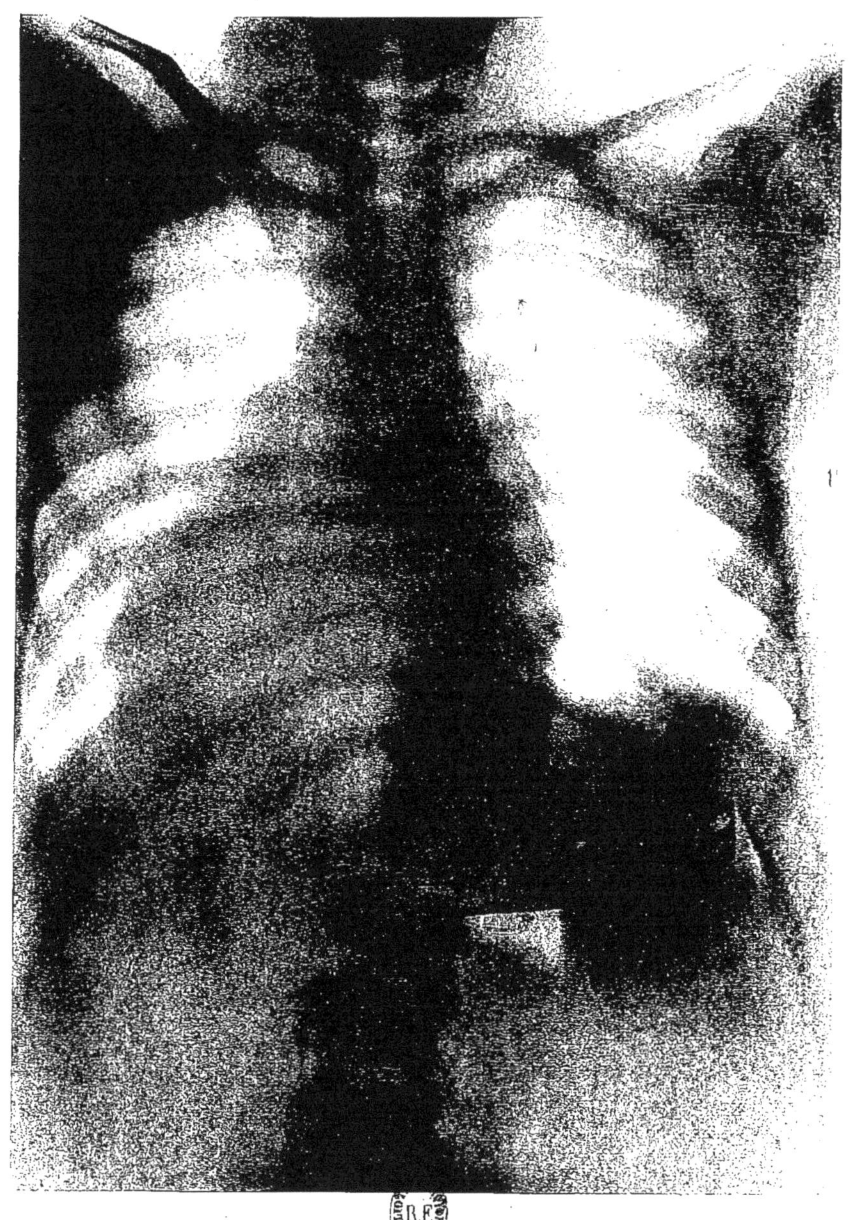

PLANCHE III

Scoliose dorsale principale à convexité droite, secondaire lombaire à convexité gauche, datant de un an, chez une jeune fille de douze ans.

État du rachis avant le redressement par notre méthode (mobilisation, puis redressement forcé et immobilisation en bonne position dans un appareil plâtré).

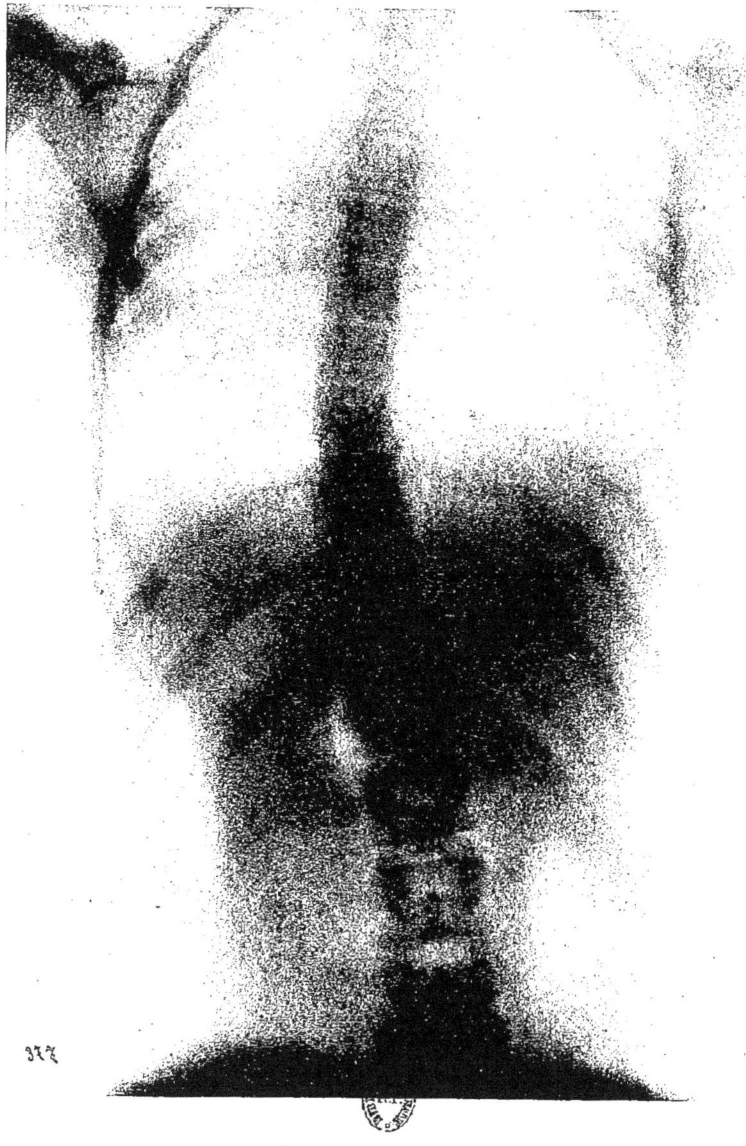

PLANCHE IV

Même sujet que celui représenté Planche III.

Résultat obtenu trois mois après le redressement forcé et l'immobilisation dans un appareil plâtré.

Courbures moins prononcées. — Conditions statiques meilleures et redressement de la courbure lombaire.

Actuellement, après une nouvelle séance de redressement et une période d'immobilisation en position redressée pendant deux mois, le rachis de ce sujet est absolument redressé.

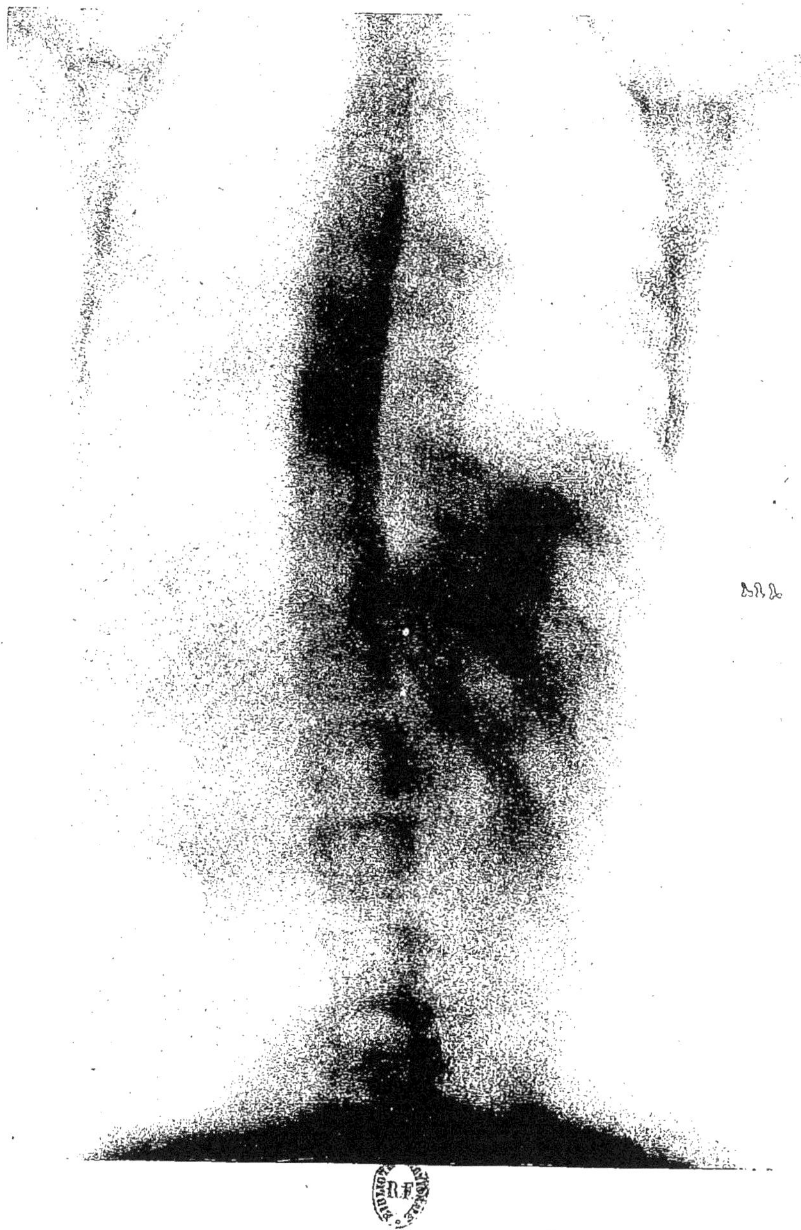

II

Mal de Pott.

Les foyers tuberculeux vertébraux, à diverses périodes, sont très nettement représentés dans nos radiographies (*Planches V à XIV*). Ces lésions s'accusent par les caractères radiographiques que nous décrivons dans notre étude des ostéo-arthrites tuberculeuses (page 57).

La radiographie permet de découvrir les lésions initiales du mal de Pott et nous renseigne sur le siège, sur l'étendue, sur la profondeur de l'infiltration, sur les altérations des tissus et des organes voisins.

Grâce à la radiographie, nous avons pu souvent affirmer l'existence d'un mal de Pott au début, alors que les symptômes objectifs et subjectifs nous renseignaient mal. Nous avons démontré, dans plusieurs cas, que des névralgies intercostales ou brachiales rebelles étaient dues à la tuberculose vertébrale.

A une période avancée du mal de Pott, les radiographies indiquent l'étendue des lésions, l'importance des pertes de substance, l'existence de séquestres et de cavernes tuberculeuses, la disparition des cartilages intervertébraux (*Planches V, VI, VII, XII, XIII*), l'affaissement des corps vertébraux (*Planches VII, VIII, XI, XIII*), le degré et les causes de l'inflexion du rachis.

Dans quelques cas, les abcès par congestion, particulièrement ceux traités par les injections d'huile iodoformée, se dessinent sur les clichés sous forme d'une ombre plus ou moins foncée.

On peut donc souvent, grâce à ces précieuses indications, diagnostiquer les abcès par congestion profonds du mal de Pott, connaître leur origine, leur volume et leur trajet.

Les radiographies, prises à diverses périodes du traitement, indiquent la marche envahissante ou la tendance régressive du processus tuberculeux. Elles permettent d'étudier le travail de réparation, de savoir s'il y a véritable ankylose, de connaître le moment où le rachis est suffisamment consolidé pour permettre la marche.

Les productions et les jetées osseuses nouvelles (*Planches V, VI, X, XI, XII, XIII*), les soudures vertébrales (*Planche XIII*) sont assez souvent nettement représentées.

Au point de vue de l'indication du traitement par la réduction des gibbosités, la radiographie, en montrant l'état précis du rachis, son degré d'ankylose et de tassement, l'existence d'abcès froids, de pertes de substance plus ou moins étendues, donne de très utiles notions.

Elle indique enfin les résultats obtenus par le traitement, ainsi que les nouvelles conditions statiques du rachis après la réduction des gibbosités.

Dans nos Planches V, VI, IX, X, XI, XII, XIII, on note que le rachis s'est consolidé en bonne position.

Nos épreuves sur plan dorsal, et surtout sur plan latéral (*Planche XIV*), représentent nettement cette consolidation.

Elles démontrent la soudure d'une ou de plusieurs vertèbres par un cal périphérique ou interfragmentaire, la réunion osseuse des diverses parties de l'arc vertébral. La radiographie, de même que l'étude des pièces anatomiques, démontre que dans un grand nombre de cas de maux de Pott, surtout dans les cas récents, la consolidation du rachis en bonne position, par soudure des vertèbres, est fréquemment obtenue.

La radiographie permet enfin de distinguer le mal de Pott des diverses ostéo-arthrites du rachis, des déviations vertébrales d'origine rachitique, nerveuse, hystérique, statique, etc., et des scolioses.

PLANCHE V

Mal de Pott dorsal inférieur chez un enfant de neuf ans. — Début il y a cinq ans. — Gibbosité angulaire volumineuse, réduite il y a un an. — Immobilisation dans des corsets plâtrés inamovibles pendant un an.

État actuel du rachis. — Consolidation sans gibbosité. — Très légère inclinaison latérale à gauche. — Notable augmentation de la taille.

Tache sombre indiquant le siège des lésions du mal de Pott au niveau des 9e, 10e, 11e, 12e vertèbres dorsales.

Au niveau des 9e et 10e vertèbres dorsales, à la partie médiane et latérale gauche, région à coloration plus claire, indiquant des lésions destructives importantes et peut-être des séquestres. Le léger affaissement latéral de cette région explique l'inclinaison légère du rachis à gauche.

De la 12e à la 9e vertèbre dorsale, les vertèbres paraissent soudées entre elles. On ne distingue pas les cartilages intervertébraux. Sur les parties latérales des vertèbres, taches estompées à bords irréguliers indiquant la présence d'ostéophytes.

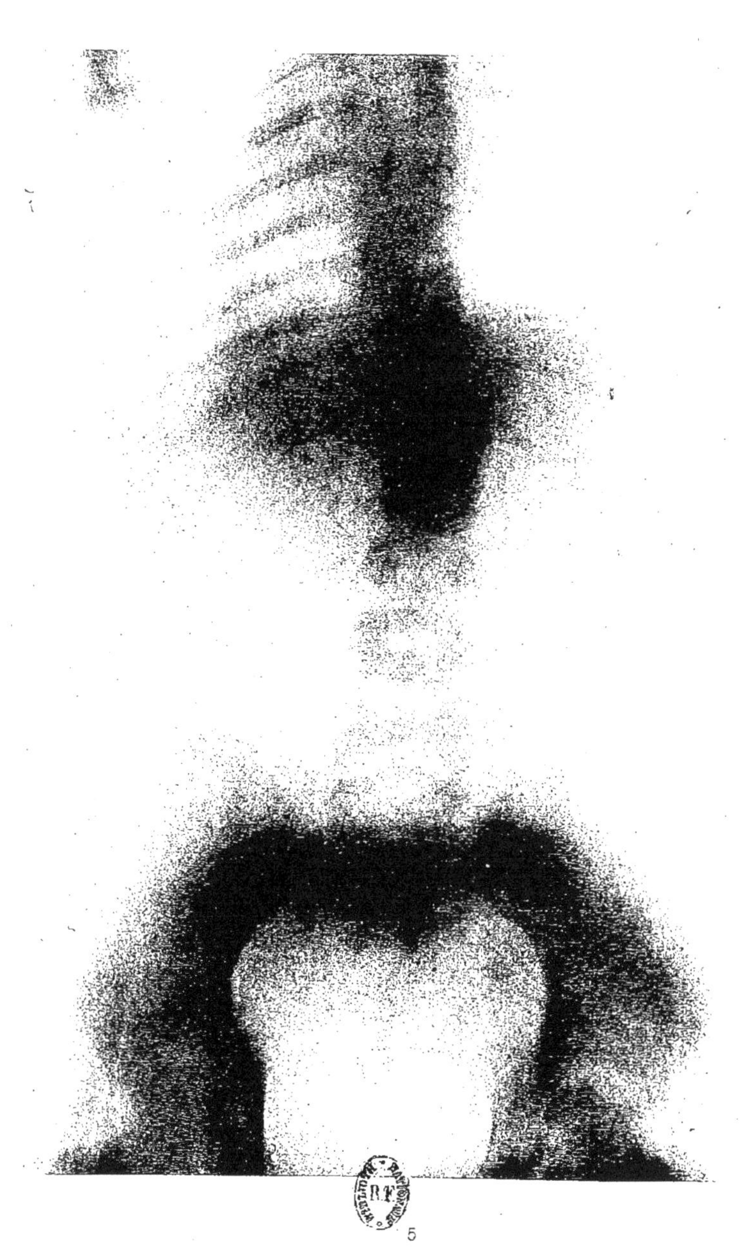

PLANCHE VI

Mal de Pott dorsal inférieur avec très grosse gibbosité arrondie, difficilement réductible, chez un garçon de cinq ans. — Début il y a deux ans. — Réduction de la gibbosité, en trois séances successives, à trois mois d'intervalle.

État actuel du rachis, un an et demi après la première opération de réduction de la gibbosité.

Saillie extrêmement légère de forme allongée dans la région dorsale inférieure au niveau du siège de l'ancienne gibbosité. — Légère lordose lombaire. — Assez notable augmentation de la taille.

Tache sombre, avec quelques parties centrales claires et à bords irréguliers, au niveau des 12e, 11e, 10e, 9e vertèbres dorsales.

Lésions destructives très marquées des 12e et 11e vertèbres dorsales. Infiltration tuberculeuse peu avancée de la 9e dorsale.

Affaissement des corps vertébraux des 12e, 11e, 10e dorsales. Affaissement très prononcé du corps vertébral de la 11e dorsale, principalement au niveau de la partie latérale droite de ce corps.

Disparition des cartilages intervertébraux qui séparent la 12e de la 11e dorsale et la 11e de la 10e dorsale. A ce niveau, les corps vertébraux sont en contact et solidement unis entre eux.

Tassement du rachis, au niveau des 12e, 11e, 10e dorsales, indiqué par le rapprochement des apophyses articulaires.

Les apophyses articulaires de la 11e vertèbre dorsale ne sont pas sur les lignes verticales des apophyses articulaires des vertèbres voisines.

Toute la 11e vertèbre dorsale a subi un mouvement de déplacement de gauche à droite. L'apophyse articulaire du côté droit est située plus en dehors que les apophyses articulaires voisines. Celle du côté gauche est située plus en dedans.

Sur les parties latérales des 12e, 11e et 10e vertèbres dorsales, taches légèrement sombres indiquant la présence d'ostéophytes.

Sur la partie latérale gauche de la 12e dorsale, zone à bords irréguliers, de coloration plus claire que celle du corps de la vertèbre, s'étendant assez loin en dehors de la vertèbre et indiquant l'existence de fongosités ou d'un abcès en voie de régression.

Légère inclinaison à droite du rachis, au niveau de la région dorsale du rachis, sous la dépendance des lésions destructives des vertèbres signalées plus haut.

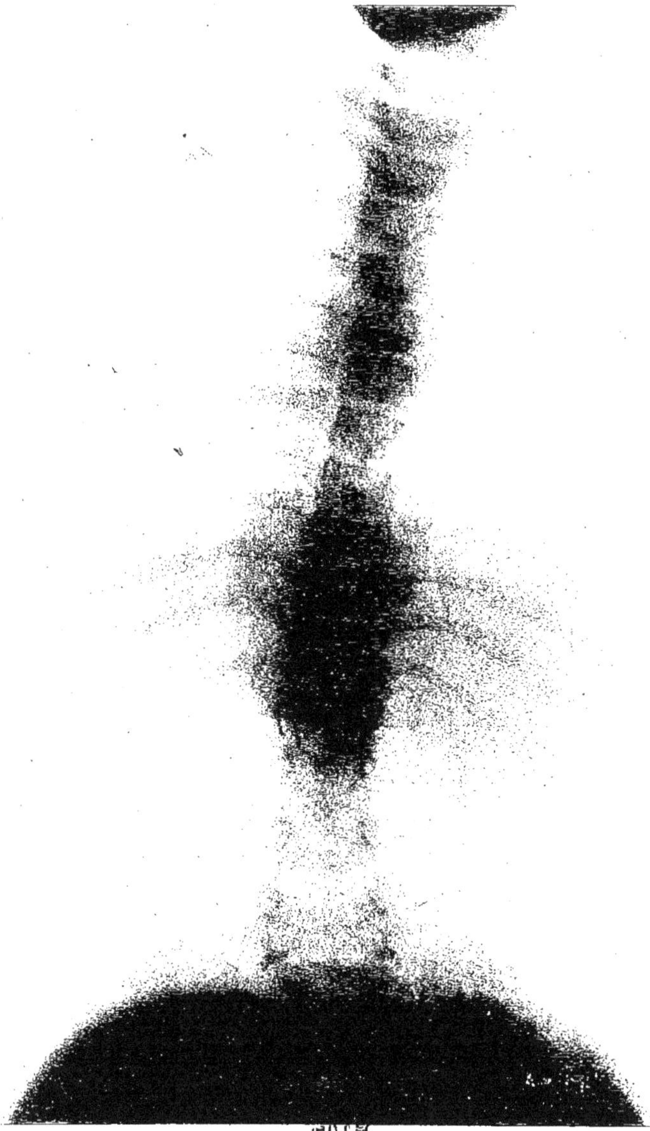

D.A. LONGUET, imp. phot.

PLANCHE VII

Mal de Pott dorsal avec grosse gibbosité angulaire, chez un garçon de onze ans. — Début il y a huit ans.

Paraplégie complète avec incontinence d'urine et des matières fécales, depuis le mois de novembre 1897.

Réduction partielle de la gibbosité le 9 décembre 1897.

Nouvelles réductions le 10 mars et le 23 juin 1898.

Disparition de la paraplégie et de l'incontinence après la première réduction.

État actuel du rachis. — Légère inclinaison latérale à gauche. — Très légère saillie au niveau des apophyses épineuses de la région dorsale moyenne.

Assez notable augmentation de la taille.

Zone sombre, au niveau des 10e, 9e, 8e, 7e et 6e dorsales, indiquant le siège du mal de Pott.

Lésions destructives importantes, en voie de réparation, au niveau des 10e, 9e et 8e dorsales.

Disparition des cartilages intervertébraux. — Tassement du rachis dorsal. — Consolidation en bonne position.

Légère inclinaison latérale à droite du rachis au niveau de la région dorsale moyenne.

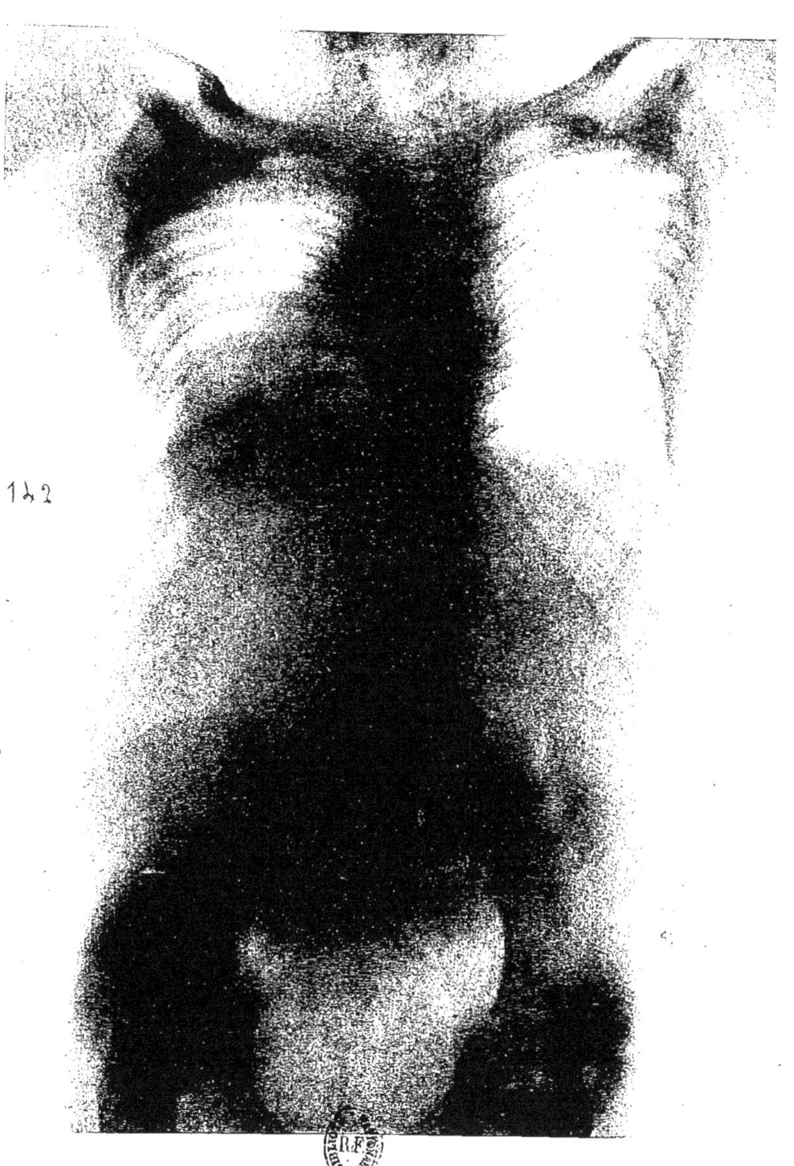

PLANCHE VIII

Mal de Pott lombaire inférieur avec très légère gibbosité chez un enfant de sept ans. — Début il y a six mois. — Abcès froid volumineux de la fosse iliaque droite.

Partie sombre au niveau de la 3e et 4e lombaire indiquant le siège du mal de Pott.

Affaissement du corps de la 3e vertèbre lombaire.

L'apophyse articulaire de la 3e lombaire est située plus en dehors du côté droit, par rapport à la ligne des apophyses articulaires voisines.

Tassement du rachis au niveau de la 3e et de la 4e lombaire, indiqué par le rapprochement des apophyses articulaires.

En dehors des parties latérales droites des 2e, 3e et 4e vertèbres lombaires, zone assez étendue de coloration sombre, mais plus claire que celle des vertèbres, à bords irréguliers, très visible sur le cliché, indiquant la présence d'un abcès froid.

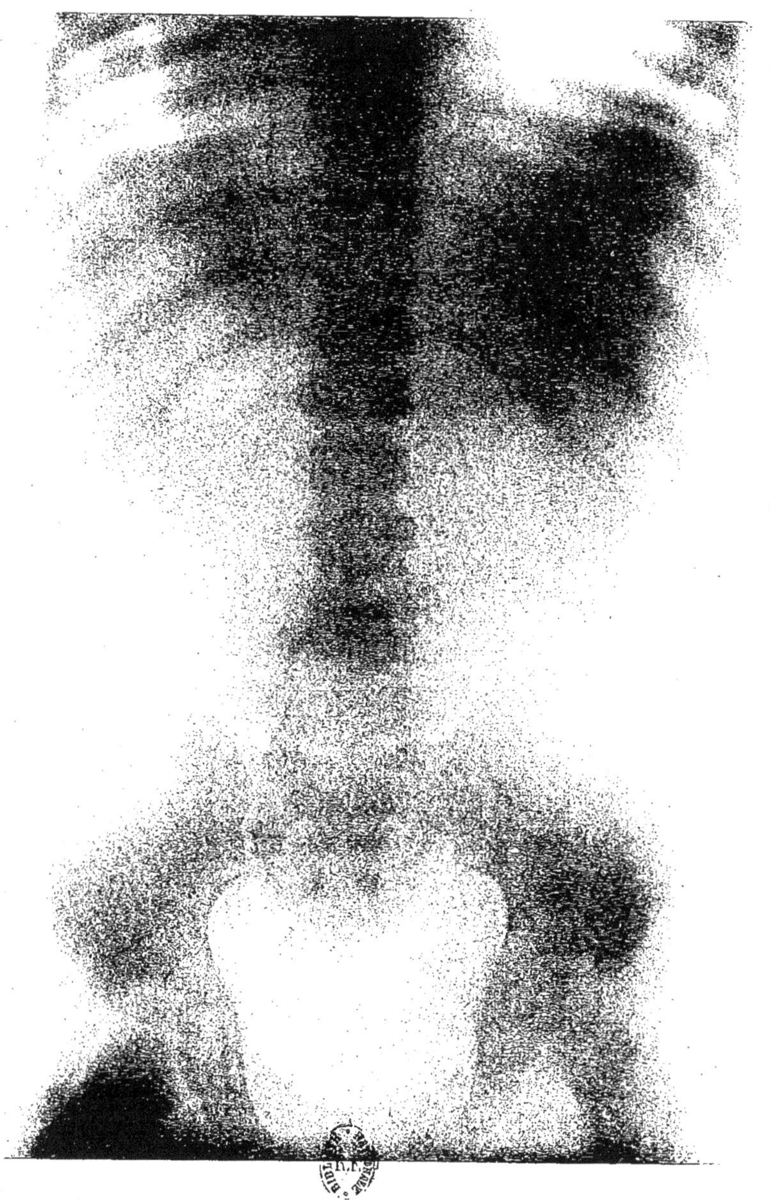

PLANCHE IX

Mal de Pott dorsal avec gibbosité moyenne chez un enfant de cinq ans. — Début il y a un an. — Redressement parfait du rachis après deux séances de réduction de la gibbosité, à trois mois d'intervalle.

Tache sombre au niveau des 7e, 8e, 9e et 10e dorsales indiquant le siège du mal de Pott.

Tassement et consolidation du rachis dorsal en bonne position.

Les zones sombres situées sur les parties latérales des vertèbres dorsales semblent indiquer la présence d'un abcès froid.

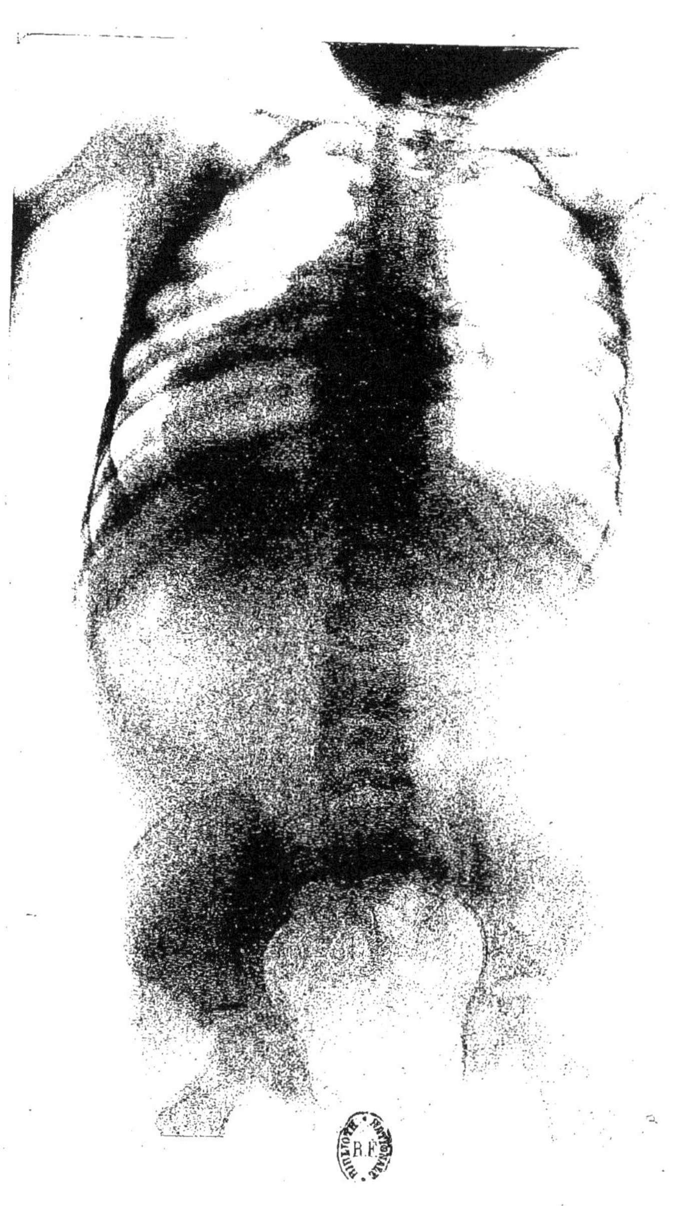

PLANCHE X

Mal de Pott dorsal supérieur avec gibbosité volumineuse chez un enfant de cinq ans. — Début il y a huit mois.

Réduction de la gibbosité en juillet 1897. — *Nouvelle application d'appareils plâtrés de contention en octobre* 1897 *et en janvier* 1898. — *Redressement parfait du rachis. — État actuel de la colonne vertébrale.*

Tache sombre, avec parties plus claires centrales, indiquant le siège du mal de Pott, au niveau des 1re, 2e, 3e, 4e, 5e, 6e et 7e dorsales.

Les parties claires centrales indiquent l'existence de lésions destructives des corps vertébraux en voie de réparation.

Tissu osseux de nouvelle formation au niveau des parties latérales des 2e, 3e et 4e dorsales. — Léger tassement du rachis au niveau du siège du mal de Pott et consolidation en bonne position.

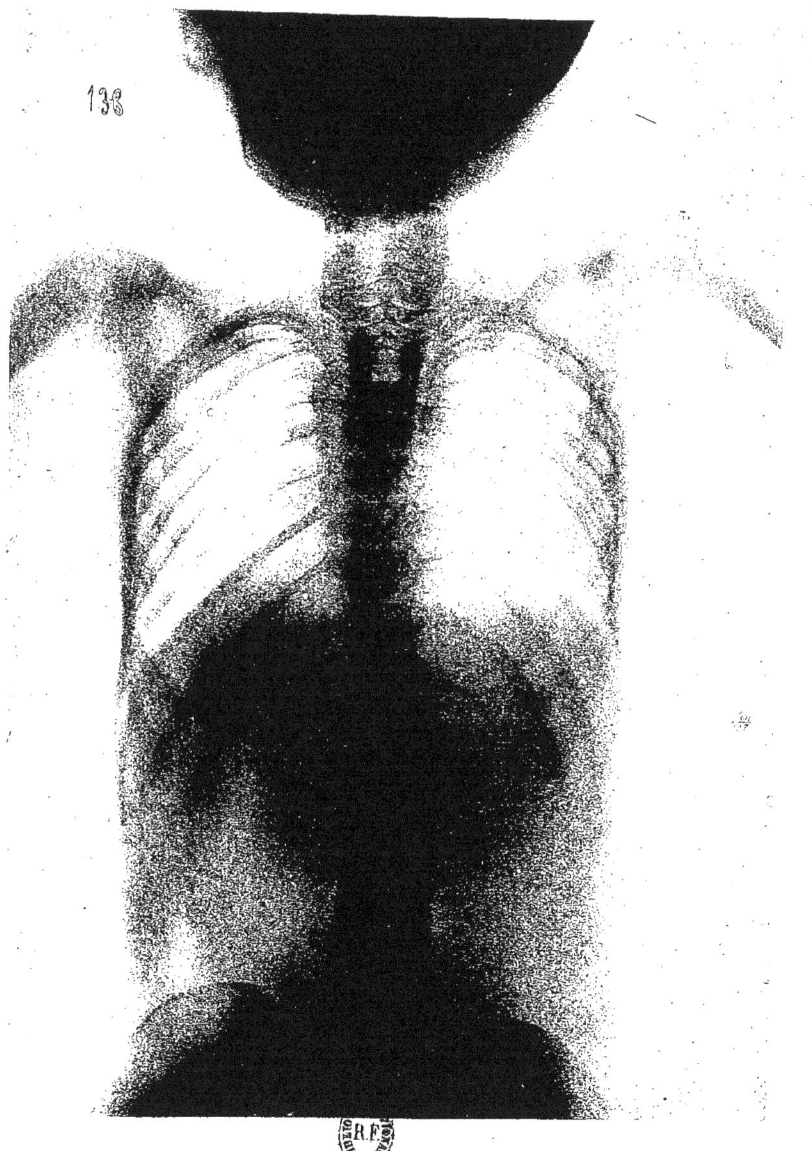

PLANCHE XI

Mal de Pott dorsal inéfrieur avec gibbosité réductible, de volume moyen, chez un enfant de sept ans. — Début il y a six mois.

Réduction de la gibbosité en octobre 1897. — *Nouvelle application d'appareils plâtrés en octobre et janvier* 1898.

Redressement parfait du rachis. — Taille normale.

État actuel du rachis.

Tache sombre indiquant le siège du mal de Pott, au niveau de la première lombaire, des 12e, 11e et 10e dorsales.

Zone de coloration plus claire, indiquant l'existence de lésions destructives des corps vertébraux.

Tassement et diminution de hauteur des corps vertébraux des 12e et 11 dorsales.

Consolidation du rachis par du tissu osseux de nouvelle formation, au niveau des 12e, 11e et 10e dorsales.

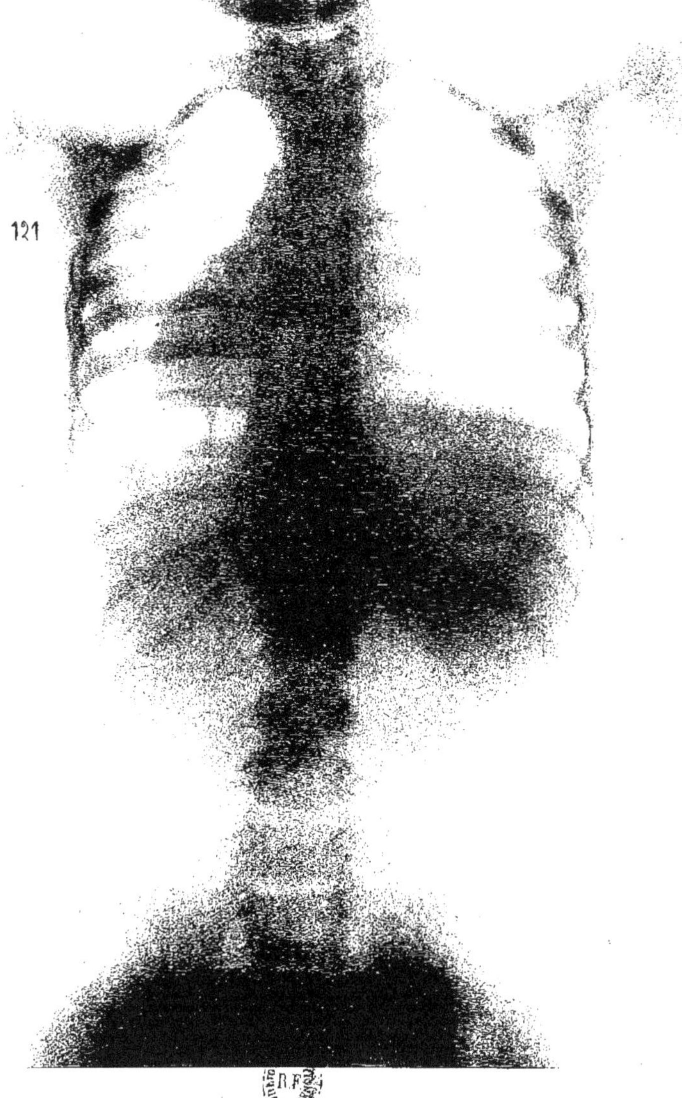
121

PLANCHE XII

Mal de Pott dorsal inférieur chez un garçon de douze ans, ayant débuté il y a deux ans. — Au sixième mois de la maladie, réduction d'une gibbosité dorsale inférieure de volume moyen, puis immobilisation dans des corsets plâtrés inamovibles pendant un an.

État actuel du rachis, un an après le redressement. — Consolidation, dans la rectitude, du rachis, sans saillie anormale. — Notable augmentation de la taille.

Tache de coloration très sombre, tranchant sur la teinte claire des vertèbres voisines, indiquant le siège des lésions, en voie de réparation, du mal de Pott, au niveau de la 10e et de la 11e vertèbre dorsale.

Le disque vertébral qui sépare la 10e de la 11e vertèbre dorsale a disparu. — A ce niveau, principalement à gauche, taches sombres, de forme triangulaire à gauche, indiquant l'existence de productions osseuses nouvelles servant à la consolidation du rachis. — Sur les parties latérales de la 11e vertèbre dorsale, surtout à gauche, parties sombres, estompées, à bords irréguliers indiquant l'existence de productions osseuses nouvelles.

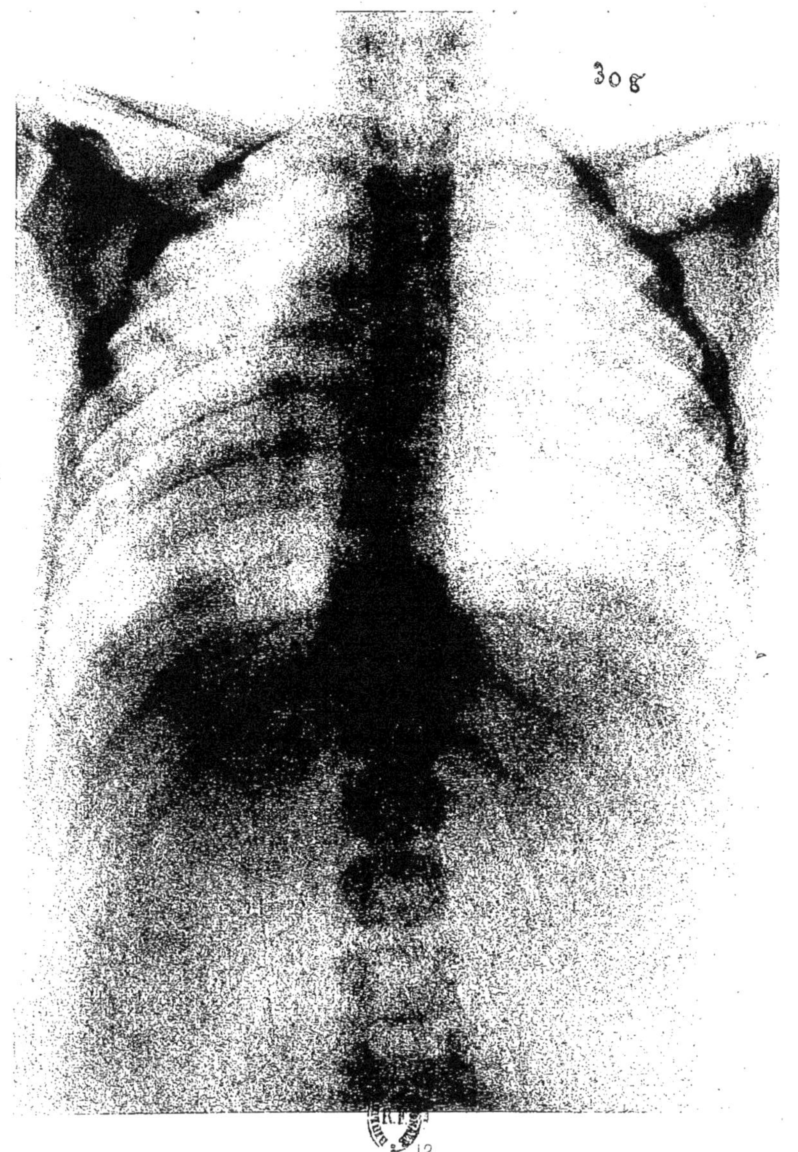

12

PLANCHE XIII

Mal de Pott lombaire, avec gibbosité de volume moyen, chez un enfant de sept ans. Début il y a quatre ans.

Abcès froid dans la fosse iliaque gauche. — Contracture en flexion et en abduction du membre inférieur gauche. — Réduction de la gibbosité et redressement du membre en juin 1897. — Nouvelle application d'appareils plâtrés en octobre 1897 et en février 1898.

État actuel. — Disparition de l'abcès froid de la fosse iliaque gauche. — Redressement parfait du rachis et du membre inférieur gauche. — Taille normale. — Marche facile sans appareil.

Siège du mal de Pott au niveau des 2e, 3e et 4e lombaires. — Diminution de hauteur des corps vertébraux des 2e et 3e lombaires. — Rapprochement des apophyses articulaires des 2e, 3e et 4e lombaires. — Soudure des corps vertébraux de la 2e et 3e lombaire. — Consolidation en bonne position.

Exostoses au niveau de l'extrémité supérieure des deux fémurs. (Voir même sujet représenté Planche XVII.)

123

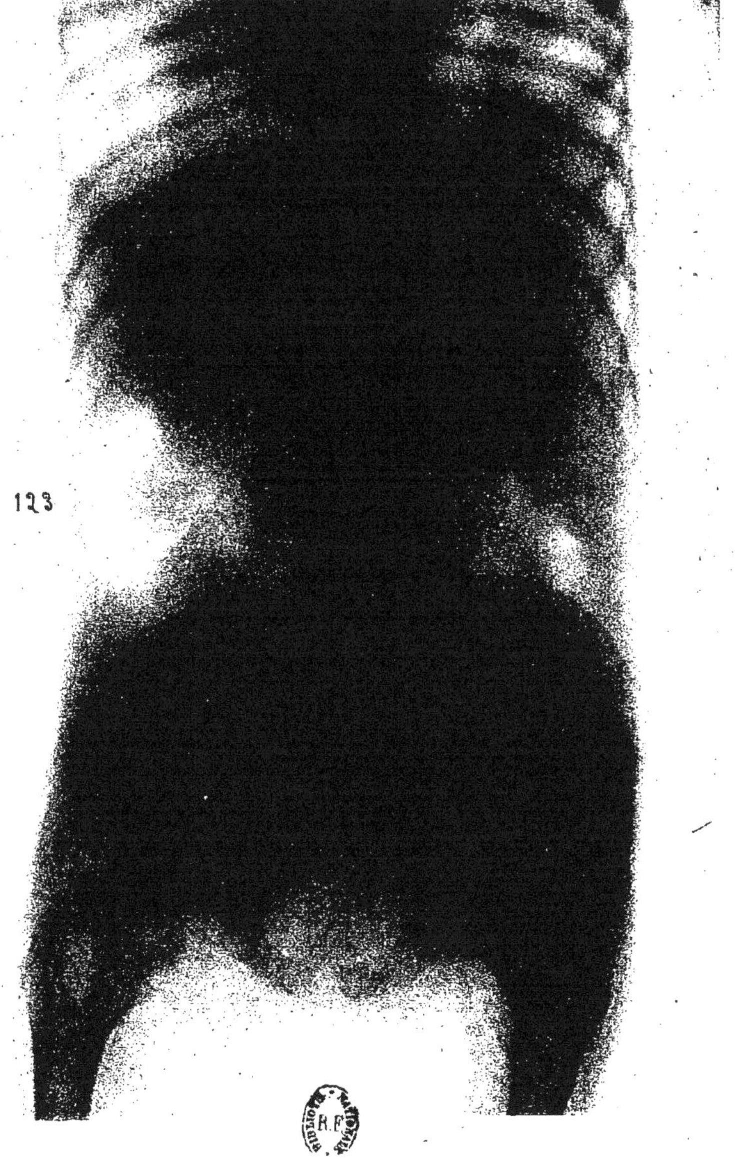

PLANCHE XIV

Même sujet que celui représenté Planche XIII.
Radiographie sur plan latéral[1].

Consolidation du rachis en bonne position.

Soudure des corps vertébraux de la 2e et de la 3e lombaires.

1. Nous avons les premiers, croyons-nous, recommandé les radiographies sur plan latéral ou de profil, en général très difficiles à obtenir avec netteté, particulièrement dans les cas de déviations vertébrales.

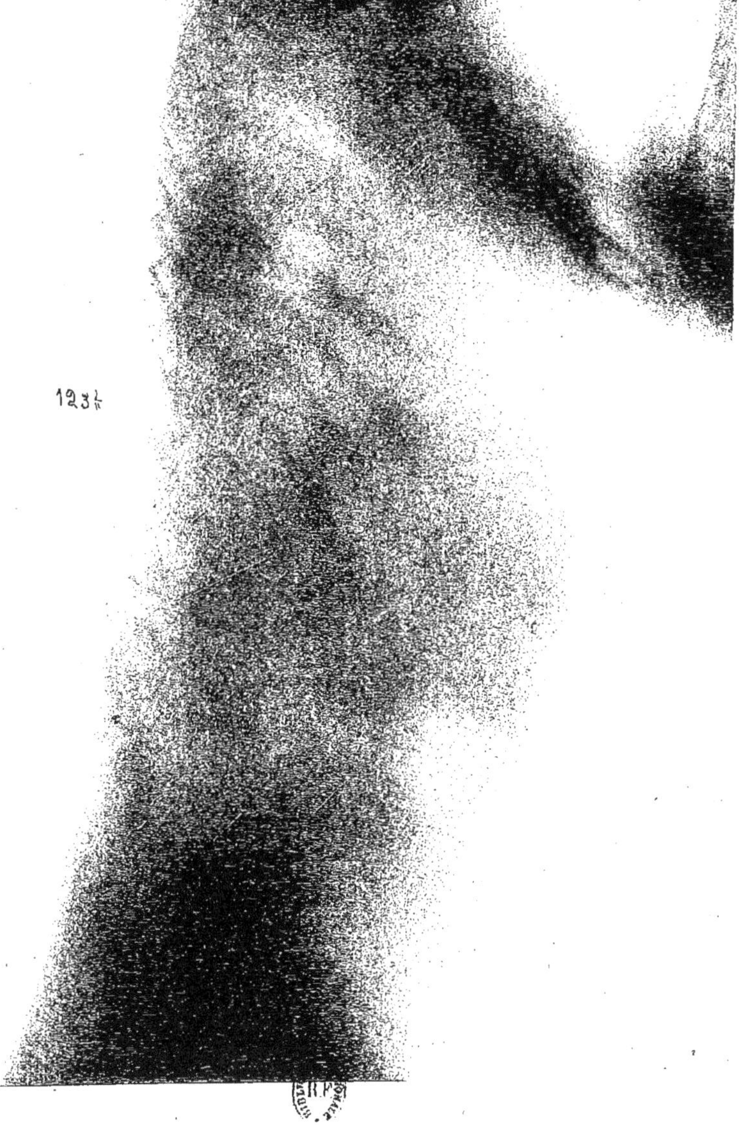

CHAPITRE II

Radiographie dans l'étude de diverses affections chirurgicales et orthopédiques.

PLANCHE XV

Rachitisme généralisé et très prononcé chez un enfant de sept ans. — Double genu valgum. — Déformation des fémurs et des tibias.

Cette planche représente les déformations et les modifications de structure habituellement indiquées par la radiographie dans les cas de rachitisme infantile.

Arrêt de développement et diminution de longueur des os. — Incurvation à convexité externe des fémurs. — Incurvation à convexité antérieure des tibias. — Double genu valgum. — Changement dans la direction des axes verticaux des fémurs et des tibias.

Augmentation de volume des extrémités diaphysaires.

Atrophie des épiphyses qui sont repoussées en dedans vers l'axe du membre.

Retard dans la consolidation et la soudure des cartilages épiphysaires qui conservent leur état infantile.

Cartilages épiphysaires des extrémités fémorales et tibiales à direction fortement oblique de bas en haut et de dehors en dedans.

Transparence de certains points osseux de la diaphyse.

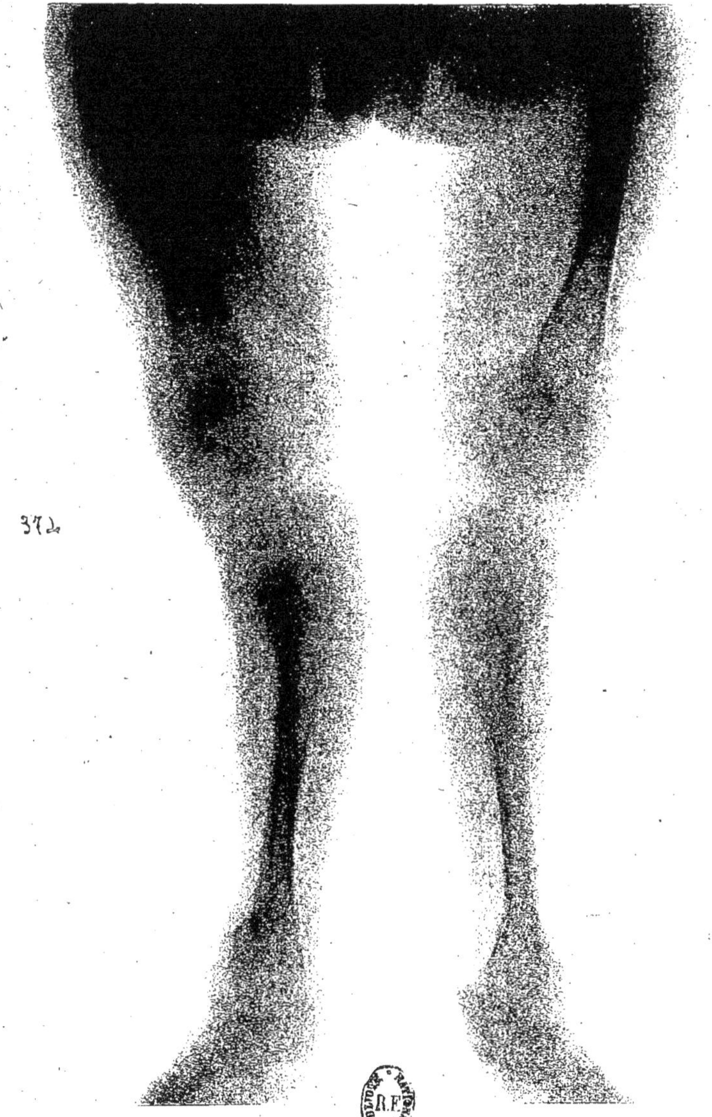

PLANCHE XVI

Double genu valgum très prononcé, d'origine rachitique, chez une jeune fille de douze ans. — Manifestations rachitiques légères du côté du thorax et des membres inférieurs.

Configuration particulière des extrémités articulaires.

Genu valgum plus prononcé à droite.

Retard dans la consolidation des cartilages épiphysaires.

Transparence et teinte très claire des diaphyses.

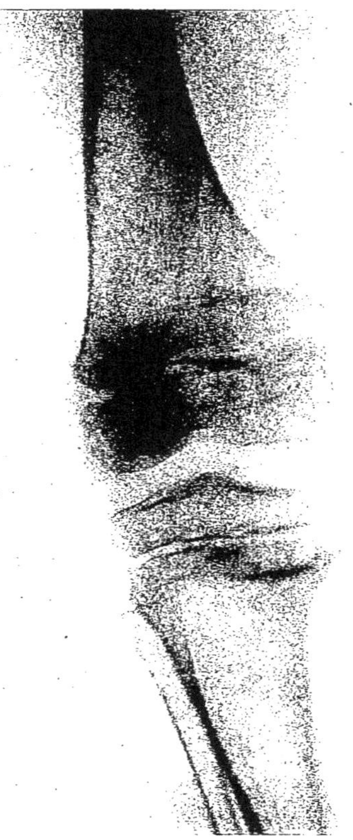

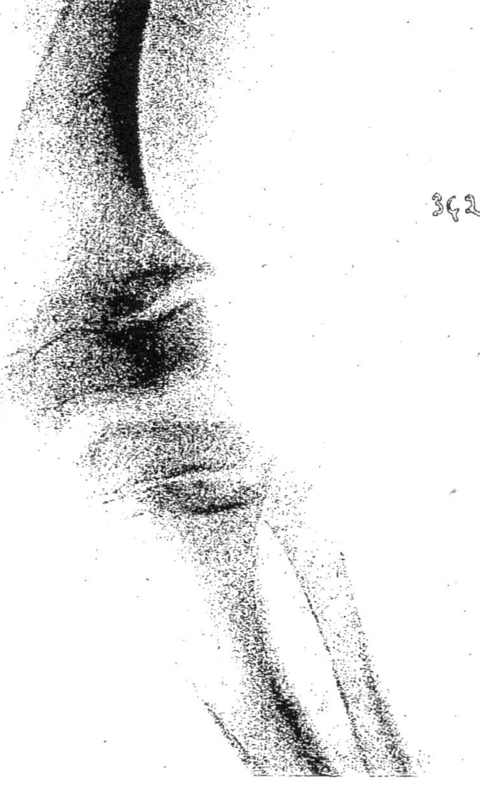

16

PLANCHE XVII

Enfant de sept ans atteint de mal de Pott lombaire, déjà partiellement représenté Planche XIII. — Exostoses multiples.

Configuration des exostoses au niveau de l'extrémité inférieure des os de l'avant-bras et de l'extrémité supérieure de l'humérus. (Voir aussi Planche XIII.)

Aucun signe extérieur n'indiquait l'existence de ces exostoses qui ont été décelées par la radiographie.

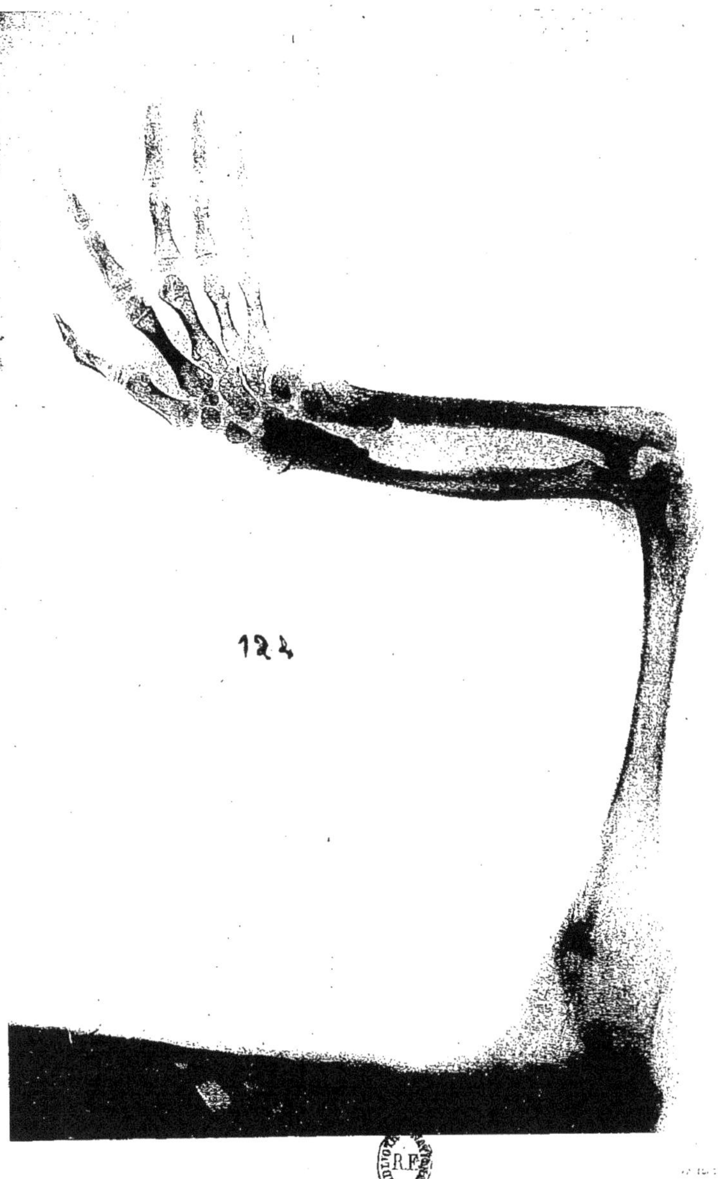
124

PLANCHE XVIII

Ostéomyélite aiguë, d'origine pneumococcique, de l'extrémité supérieure du fémur gauche chez un jeune enfant de deux ans. — Trépanation de l'os. — Fistules multiples à la face externe et interne de la cuisse gauche. — Légère augmentation de la longueur du fémur et du membre inférieur gauches. — Ablation d'un séquestre. — Guérison.

Radiographie des parties un an après la trépanation et avant la séquestrotomie.

Augmentation notable, en épaisseur et en longueur, de tout le corps du fémur.

Configuration de l'extrémité supérieure du fémur. — Augmentation de l'angle d'inclinaison du col du fémur.

Au niveau du grand trochanter, zone claire, régulièrement arrondie, entourée de parties sombres, marbrées. — Teinte sombre avec marbrures occupant le tiers supérieur de l'os et indiquant le siège du séquestre.

Configuration de l'extrémité inférieure du fémur.

Pendant la séquestrotomie, on constate l'existence d'une cavité au niveau de la zone claire signalée plus haut. — L'agrandissement de cette cavité a permis l'extraction d'un séquestre assez volumineux.

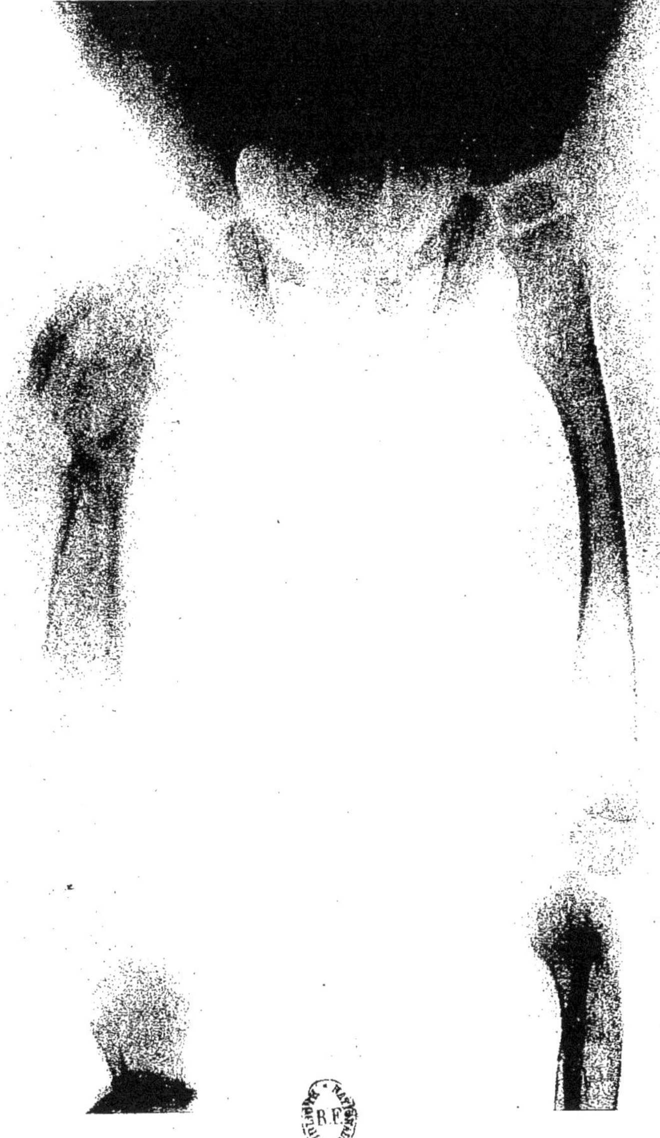

PLANCHE XIX

Ostéosarcome, au début, de l'extrémité supérieure du radius gauche.

Lésions sarcomateuses du tiers supérieur du radius gauche tout à fait au début, au deuxième mois de la maladie.

Désorganisation profonde du tiers supérieur du radius gauche.

Teinte très claire de tout le corps de l'os.

L'extrémité supérieure du cubitus gauche ne paraît pas atteinte.

Pas de retentissement articulaire. Au moment de l'examen radiographique, la maladie ne s'accusait que par de très violentes douleurs et un léger gonflement de l'avant-bras.

Malgré la résection précoce du coude, le sarcome s'est rapidement généralisé et le malade a succombé, au bout de quelques mois, à la suite de généralisation viscérale.

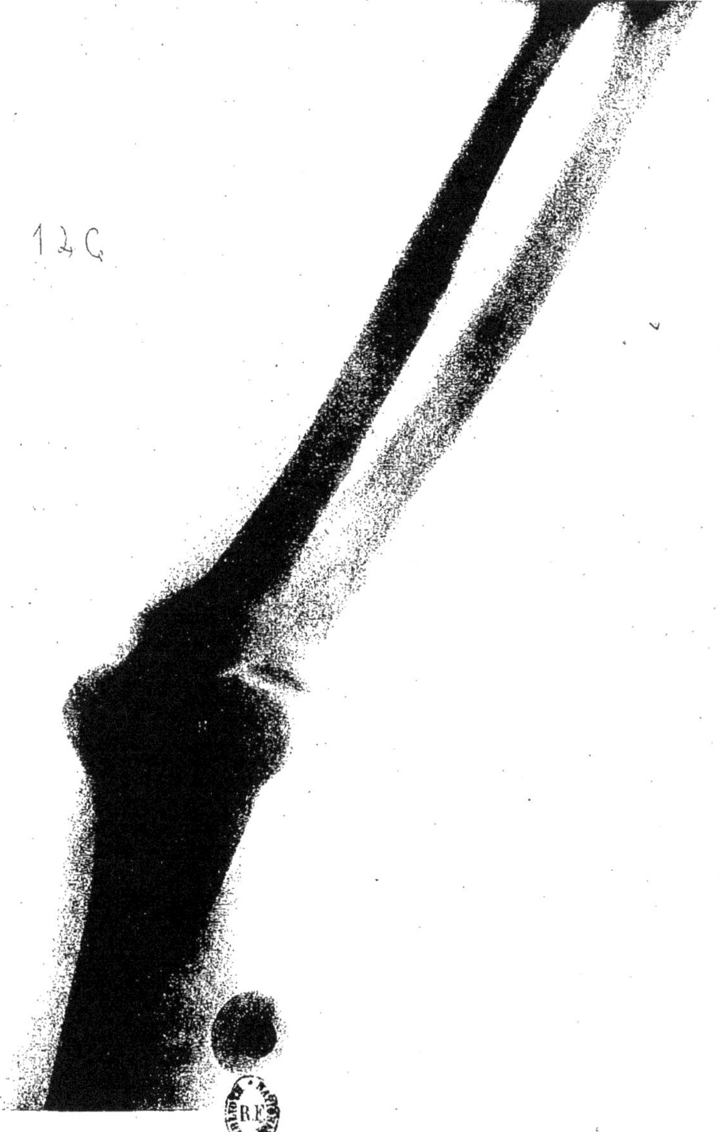

PLANCHE XX

Main bote radio-palmaire chez un garçon de seize ans. — Absence du radius et de plusieurs os du carpe et du métacarpe. — Absence du premier métacarpien et du pouce.

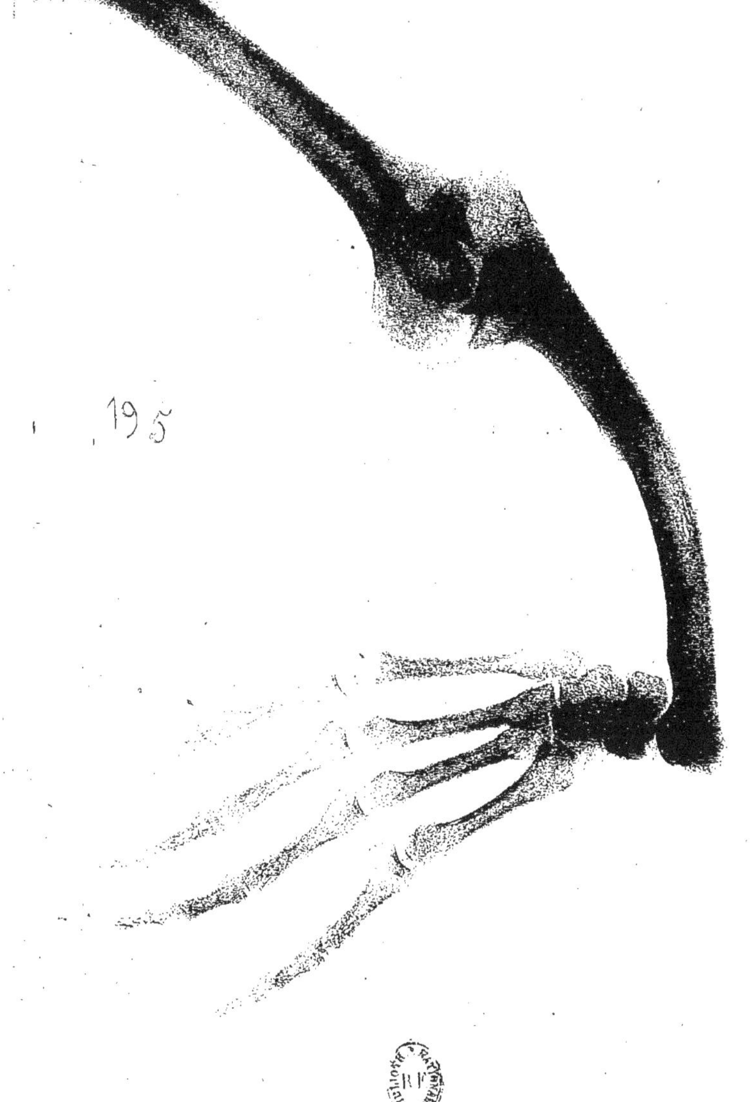

PLANCHE XXI

Main bote radio-palmaire avec absence partielle du radius. — Correction de la difformité par une ostéotomie à la partie moyenne du cubitus et, plus tard, par l'ablation d'un fragment trapézoïde au niveau de l'extrémité inférieure de cet os.

Configuration de l'avant-bras et de la main, un an après l'opération.

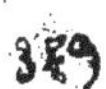

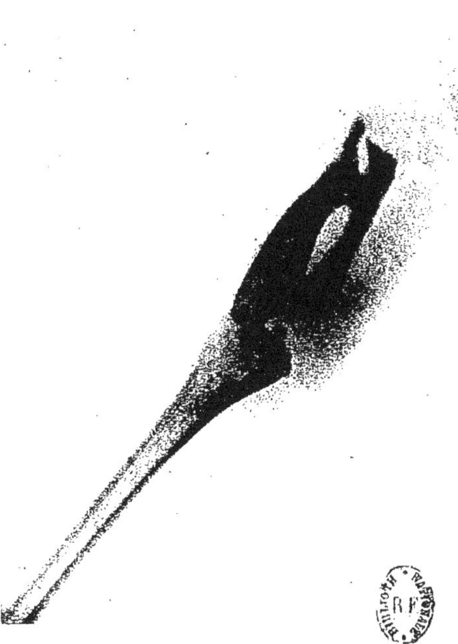

J.A. LONGUET, imp. phot.

PLANCHE XXII

Absence totale du péroné de la jambe gauche chez un enfant de quatre ans. — Pied bot valgus. — Diminution de longueur du tibia du côté gauche.

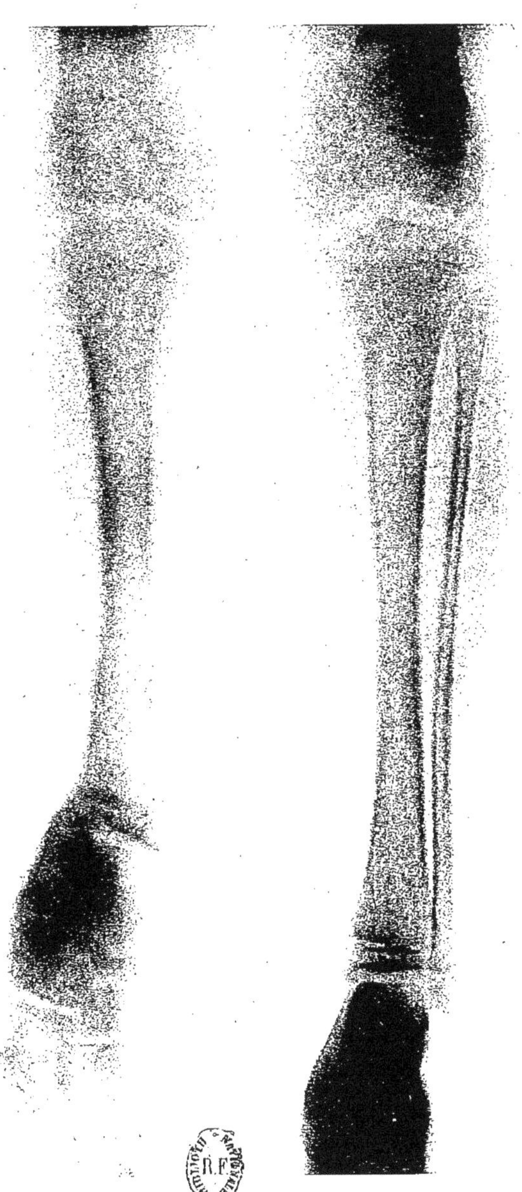

CHAPITRE III

Radiographie dans l'étude des ostéo-arthrites tuberculeuses, particulièrement de la coxalgie.

III

Ostéo-arthrites tuberculeuses et coxalgie.

La radiographie, en permettant de faire une véritable étude anatomo-pathologique sur le vivant, est très utilement employée comme élément de diagnostic et de traitement à diverses périodes des ostéo-arthrites tuberculeuses.

Dès l'année 1897, nous avons soumis à la radioscopie et à la radiographie toutes les ostéo-arthrites qui se sont présentées à notre observation. Nous ne donnons ici (*Planche XXIII à Planche XXXIII*) que quelques spécimens des nombreuses épreuves radiographiques que nous possédons sur ce sujet.

Nous insistons surtout sur l'utilité de la radiographie pour le diagnostic et le traitement de la coxalgie, particulièrement de la coxalgie au début. Dans cette affection, en effet, la tuberculose siège sur une articulation profonde, recouverte de muscles volumineux. Les recherches cliniques sont difficiles, les erreurs de diagnostic fréquentes. La coxalgie est souvent confondue avec les diverses variétés de contractures de la hanche, avec la luxation congénitale de la hanche et la coxa vara. (Voir *Planches XXXIV*, *XXXV*, *XXXVI*.) Nous avons présenté un mémoire sur ce sujet au Congrès pour l'étude de la tuberculose, tenu à Paris en août 1898.

Les caractères principaux des ostéo-arthrites tuberculeuses et de la coxalgie, étudiés par la radiographie, sont pour la plupart indiqués dans nos Planches. (*Planche XXIII à Planche XXXIII.*) Nous croyons utile de donner, en résumé, les indications données par ce nouveau mode d'investigation.

I. — **Ostéo-arthrites tuberculeuses en général.** — Les lésions, représentées par la radiographie, sont *localisées* ou *diffuses*, occupent la synoviale ou les os, siègent le plus souvent à la fois sur les parties fibro-synoviales et sur les os.

A. — Les lésions *localisées*, assez rares, correspondent aux formes osseuses des ostéo-arthrites tuberculeuses avec altérations légères de la synoviale.

Le foyer tuberculeux s'accuse par une tache sombre, plus ou moins étendue, à contours irréguliers, entourée d'une zone plus claire tranchant sur la couleur sombre des parties périphériques saines. (*Planches XXIII, XXVI, XXVIII.*) Ces foyers sont en général multiples, se confondent souvent ensemble et siègent très souvent, d'après nos recherches, au voisinage des cartilages de conjugaison.

Ils apparaissent très distinctement, même dans des cas d'ostéo-arthrites récentes, datant seulement, dans une de nos observations, de un mois. (*Planche XXVI.*) La radiographie donne une représentation moins exacte des foyers centraux absolument entourés de tissu sain, que des foyers situés à la périphérie des os.

A la période de ramollissement, le foyer tuberculeux est indiqué par une teinte moins sombre et par une zone périphérique claire beaucoup plus étendue.

Les séquestres sont assez difficilement distingués des foyers tuberculeux. Ils s'accusent surtout par une teinte sombre très accentuée et des limites très irrégulières, avec cavités anfractueuses. (*Planche XXXI.*)

Les taches qui représentent les foyers tuberculeux ne doivent pas être confondues avec les taches données sur les épreuves par les noyaux épiphysaires, à siège bien déterminé, à contours réguliers.

Les os qui constituent l'articulation tuberculeuse, comparés aux os sains, du côté opposé, présentent presque toujours une teinte plus claire. Nous avons, les premiers, attiré l'attention sur ce caractère radiographique spécial des ostéo-arthrites tuberculeuses. La teinte claire est quelquefois limitée à quelques points de l'épiphyse ou de la diaphyse; elle porte le plus souvent sur toute l'étendue de la diaphyse. (*Planches XXIII, XXVI à XXXI.*)

Cette transparence plus grande aux rayons X, observée même tout à fait au début des ostéo-arthrites (*Planche XXVI*), indique, à notre avis, une raréfaction de l'os par trouble dystrophique (*ostéotrophie*); elle n'est qu'exceptionnellement l'indice d'une infiltration tuberculeuse.

L'ostéite condensante, autour de quelques foyers tuberculeux, est indiquée par une teinte très sombre tranchant sur la teinte claire des parties voisines. Les modifications de forme, les pertes de substance, l'atrophie, la soudure des os, les productions osseuses nouvelles, le processus de réparation, les néarthroses, les divers déplacements, les subluxations (*Planche XXVIII*) et les luxations sont assez exactement représentés par la radiographie.

Les ostéophytes, les productions périostiques nouvelles sont, d'après nos recherches, souvent perméables aux rayons X et ne sont pas, ou sont inexactement indiqués, dans les épreuves radiographiques

B. — Les lésions *diffuses* correspondent aux formes des ostéo-arthrites tuberculeuses dont les lésions siègent surtout sur les parties fibro-synoviales.

Les lésions uniquement limitées à ces parties sont, d'après nos études radiographiques, extrêmement rares.

Presque toujours les os présentent des altérations qui s'étendent à une certaine distance des foyers tuberculeux principaux.

Les lésions tuberculeuses des parties molles articulaires, principalement des tissus fibro-synoviaux, sont mal représentées dans les épreuves radiographiques. Elles s'accusent cependant dans quelques-unes de nos planches (*Planches XXIII*, *XXVI*, *XXXI*) par des taches à aspect floconneux, à bords irréguliers.

L'espace clair de l'interligne articulaire est remplacé par une image sombre, floue, dont les bords irréguliers se confondent avec les cartilages et les os voisins. (*Planches XXIII*, *XXXI*.)

L'interligne articulaire, à une période avancée de la maladie, est souvent notablement élargi. (*Planche XXVIII*.)

Cet aspect particulier s'observe en divers points de l'articulation et indique la présence de fongosités au niveau de la capsule, des culs-de-sac synoviaux, des tissus mous intra- ou péri-articulaires.

Dans quelques cas, l'image radiographique indique très nettement les connexions étroites des fongosités des parties molles avec les foyers tuberculeux situés à la périphérie de l'os.

Les abcès sont décelés, dans quelques cas, par une tache floconneuse à bords irréguliers, peu différente de l'image qui représente les fongosités. (*Planche XXXI.*)

Dans l'*ankylose fibreuse*, l'interligne articulaire est représenté par une ligne claire indiquant la présence de tissus perméables aux rayons X. (*Planches XXIV, XXX, XXXI.*)

Dans l'*ankylose osseuse*, au contraire, l'interligne articulaire a disparu, remplacé par une zone sombre d'une teinte absolument semblable à celle des os voisins. La ligne de séparation entre les surfaces articulaires est à peine indiquée dans quelques cas.

D'après les indications précédentes, la radiographie donne surtout d'utiles indications *au point de vue du diagnostic*, nous renseignant sur le siège, la localisation, l'étendue, la forme, la nature des lésions de la tuberculose articulaire.

Les *arthrites infectieuses* (*Planche XXXII*) se distinguent surtout par l'augmentation de volume des extrémités articulaires, par les luxations rapides, par l'ostéite condensante qui s'accuse par une teinte sombre des diaphyses, bien différente de la teinte claire observée dans les ostéo-arthrites tuberculeuses.

Dans le *rhumatisme chronique déformant*, on note la disparition graduelle des cartilages, le boursouflement des extrémités osseuses qui sont fréquemment subluxées. Les contours de l'os sont flous. La substance spongieuse de l'os se raréfie; les diaphyses sont transparentes (Destot et Barjon).

Dans les *arthrites goutteuses*, les parties de l'articulation envahies par les urates, sont claires, à contours bien limités, le reste du squelette conservant son opacité normale.

Dans les *nodosités d'Heberden*, on note surtout un bourgeonnement osseux ou ostéo-fibreux analogue à celui du *morbus coxæ senilis*.

Les *arthropathies d'origine nerveuse* sont surtout caractérisées par l'usure, la résorption des extrémités articulaires et par des ossifications péri-articulaires et à distance.

Dans la *polyarthrite chronique tuberculeuse* (Poncet), on note une infiltration blanchâtre par places des têtes osseuses : le cartilage, reposant sur un plan peu résistant, s'effondre en même temps que les os s'atrophient et s'effritent sous l'influence de l'infiltration tuberculeuse (Barjon).

La radiographie permet encore de découvrir de bonne heure les lésions tuberculeuses osseuses et articulaires. Elle nous renseigne sur la nature de l'ankylose, sur les déplacements osseux, etc.

Au *point de vue thérapeutique*, la radiographie est souvent utile en indiquant les effets du traitement, en nous renseignant sur l'existence des lésions péri-articulaires étendues, de séquestres, de luxations, d'ankyloses qui sont justiciables d'une intervention chirurgicale.

II. — **Coxalgie.** — L'étude radiographique de la coxalgie se confond avec celle des ostéo-arthrites en général.

Les Planches XXVI à XXXIII, principaux spécimens de notre collection de radiographies de coxalgie, indiquent les particularités et les lésions suivantes :

Foyers osseux ou synoviaux indiqués, même au début de l'affection (*Planche XXVI*); retard dans la soudure du cartilage de conjugaison (*Planche XXVII*); teinte foncée des parties molles indiquant la présence de fongosités ou d'abcès froids; siège fémoral ou acétabulaire (*Planches XXVI, XXVIII, XXIX*).

Fémur spongieux, à petites cavités anfractueuses ; tête fémorale irrégulière; disparition du col (*Planches XXVIII, XXIX*); augmentation (*Planche XXXI*) ou diminution de l'angle du col du fémur; usure, agrandissement de la cavité cotyloïde (*Planches XXVIII, XXIX, XXXI*); séquestres, foyers osseux intra- (*Planche XXXI*) ou extra-articulaires.

Luxation (*Planche XXIX*) ou subluxation de la tête fémorale (*Planche XXVIII*); atrophie du fémur et du bassin, du côté de la coxalgie (*Planches XXVIII, XXIX, XXX*); teinte claire de la diaphyse du fémur et de l'os coxal du côté de la coxalgie (*Planches XXVIII, XXIX, XXX*); asymétrie, rétrécissement, inclinaison vicieuse du bassin (*Planche XXX*).

Voussure à convexité interne, à la face interne de l'os coxal, dans le point correspondant au fond de la cavité cotyloïde (*Planches XXIX, XXX*).

Cette dernière déformation particulière nous semble due au refoulement en haut et en dedans par l'extrémité supérieure du fémur des parois osseuses de la cavité cotyloïde, malléables et atrophiées à une certaine période de la maladie. Elle contribue à rétrécir le diamètre transverse du bassin.

D'après ces indications, on peut établir un *diagnostic* précis de l'affection et de ses particularités, différencier la coxalgie de l'ostéomyélite, des lésions péri-articulaires, juxta-coxales et des arthrites de diverse nature, de la luxation congénitale de la hanche, de la coxa vara (*Planches XXXIV, XXXV, XXXVI*), instituer un *traitement* basé sur les conditions anatomo-pathologiques.

La radiographie nous a permis, dans plusieurs observations, d'affirmer l'intégrité de l'articulation de la hanche, la pseudo-coxalgie étant sous la dépendance de contractures musculaires par hystérie ou par irritation douloureuse d'organes voisins.

Notre intervention, sanglante ou non sanglante, sera d'autant plus sûre que nous connaîtrons mieux l'état, les déplacements et les déformations des parties malades.

L'étude du bassin coxalgique sera facile et nous permettra de corriger les inclinaisons vicieuses pelviennes par la thérapeutique que nous avons indiquée au dernier Congrès de chirurgie.

La démonstration par la radiographie des modifications de forme de la tête fémorale et du bassin, des subluxations légères de l'extrémité supérieure du fémur, de la nature des ankyloses, guidera notre thérapeutique et nous renseignera sur les résultats que les réductions, les redressements ou les opérations sanglantes pourront donner.

Avant les interventions sanglantes, la radiographie nous indiquera l'étendue, le siège des lésions, l'existence de séquestres ou de foyers extra-articulaires.

PLANCHE XXIII

Ostéo-arthrite tuberculeuse du genou gauche, datant de huit mois, chez un jeune enfant âgé de sept ans. — Contracture en flexion.

Deux noyaux tuberculeux principaux au niveau de l'épiphyse inférieure du fémur. Plusieurs taches sombres qui indiquent la présence de fongosités synoviales. Légère subluxation du tibia en arrière. — Teinte claire de l'épiphyse tibiale, des diaphyses du tibia et du fémur.

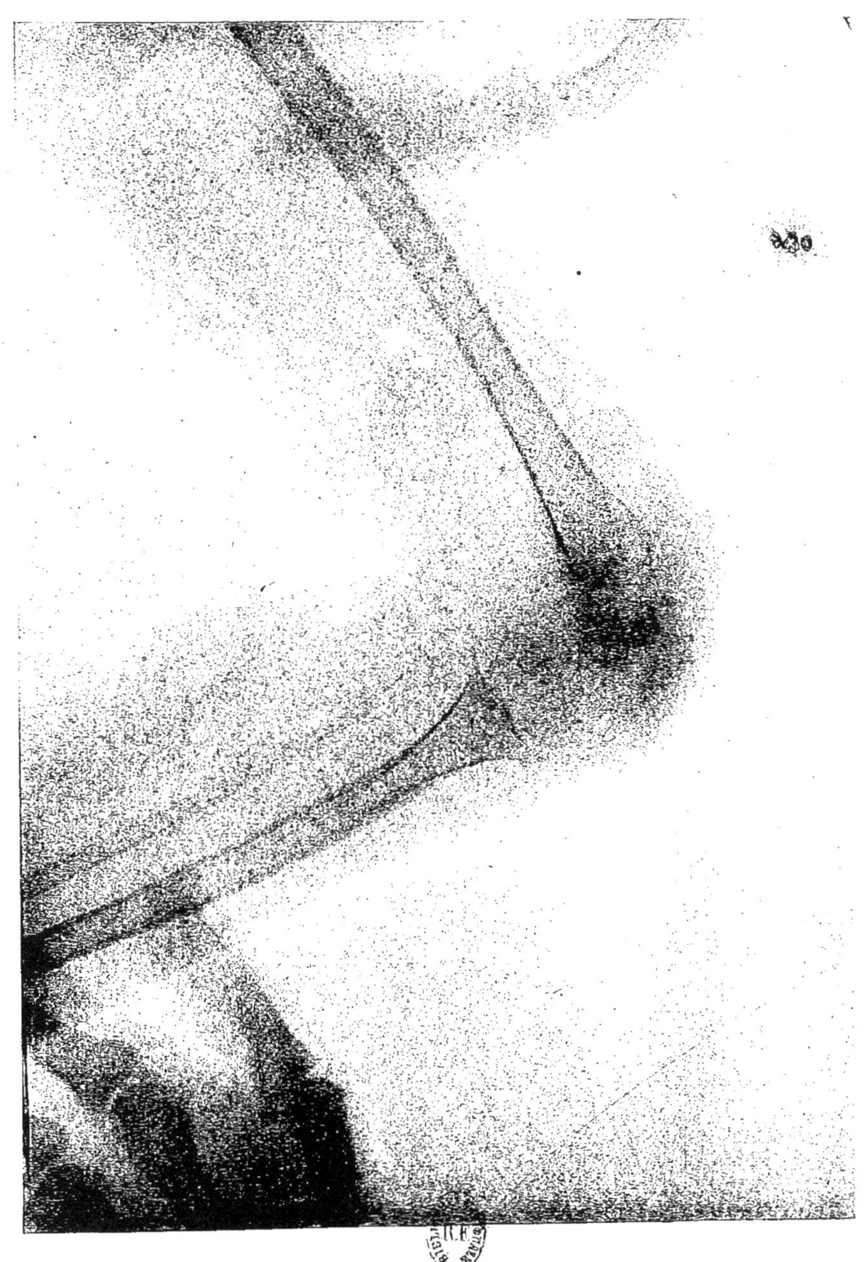

PLANCHE XXIV

Ostéo-arthrite tuberculeuse ancienne du genou gauche chez une jeune fille de seize ans.

Début à l'âge de six ans. — Ankylose fibreuse en flexion à 40°. — Correction de l'attitude vicieuse du membre par la méthode non sanglante, il y a quatre ans. — État actuel de l'articulation. — Le membre est dans la rectitude. — Très léger raccourcissement. — Raideur articulaire avec très légers mouvements de flexion et d'extension.

Déformation des extrémités articulaires. — Ankylose fibreuse. — Interligne interarticulaire nettement indiqué. — Soudure de la rotule au niveau de l'extrémité inférieure du fémur. — Atrophie très prononcée des diaphyses du fémur, du tibia et du péroné. (Voir par comparaison la Planche XXV.)

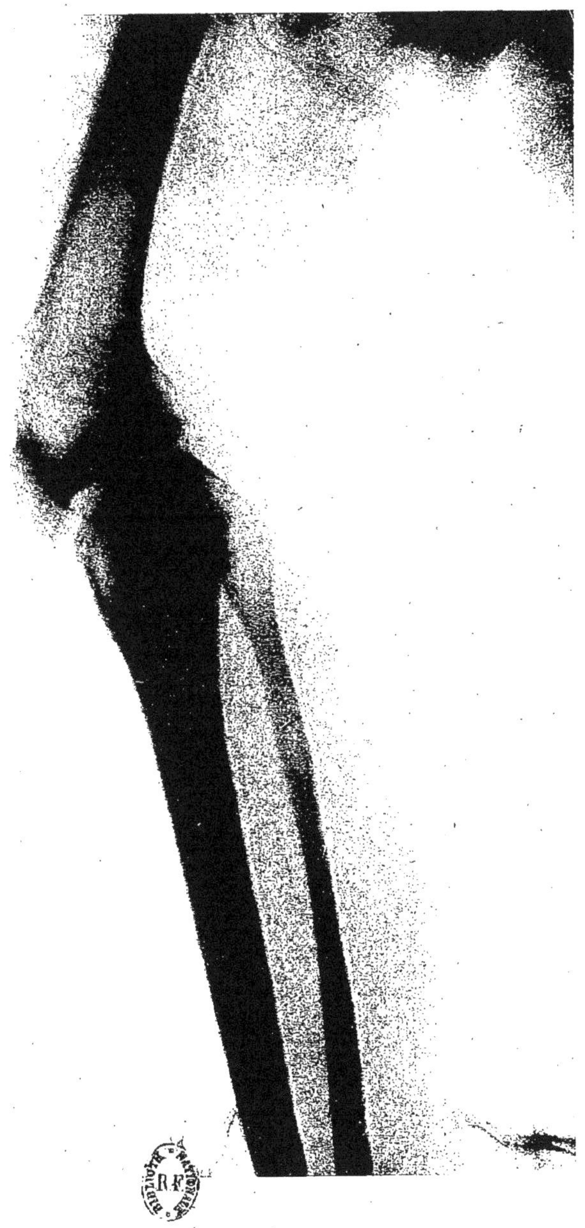

PLANCHE XXV

Le genou normal, du côté droit, du sujet dont le genou gauche, atteint d'ostéo-arthrite tuberculeuse ancienne, est représenté Planche XXIV.

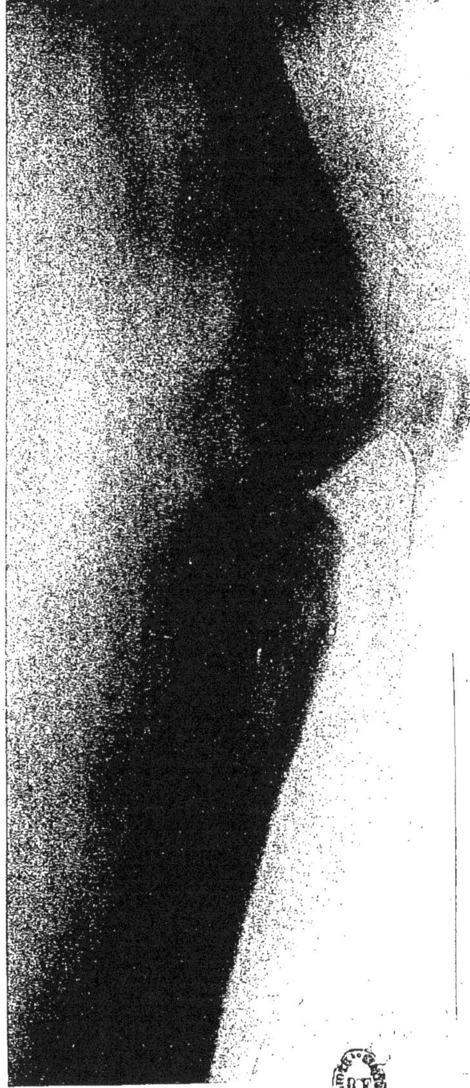

PLANCHE XXVI

Coxalgie du côté gauche au début, datant de un mois seulement, chez une fillette de cinq ans. — Légère claudication. — Flexion de la cuisse sur le bassin; très légère abduction et rotation en dehors du membre inférieur gauche. — Douleurs nocturnes assez vives.

Foyer tuberculeux principal au niveau du col et de la tête fémorale. — Fongosités synoviales. — Disparition de l'interligne articulaire. — Aspect flou de l'articulation.

Teinte plus claire de la diaphyse du fémur du côté de la coxalgie que du côté sain, indiquant, de ce côté, la perméabilité plus grande de l'os aux rayons X.

Légère atrophie de tout le fémur du côté de la coxalgie.

118

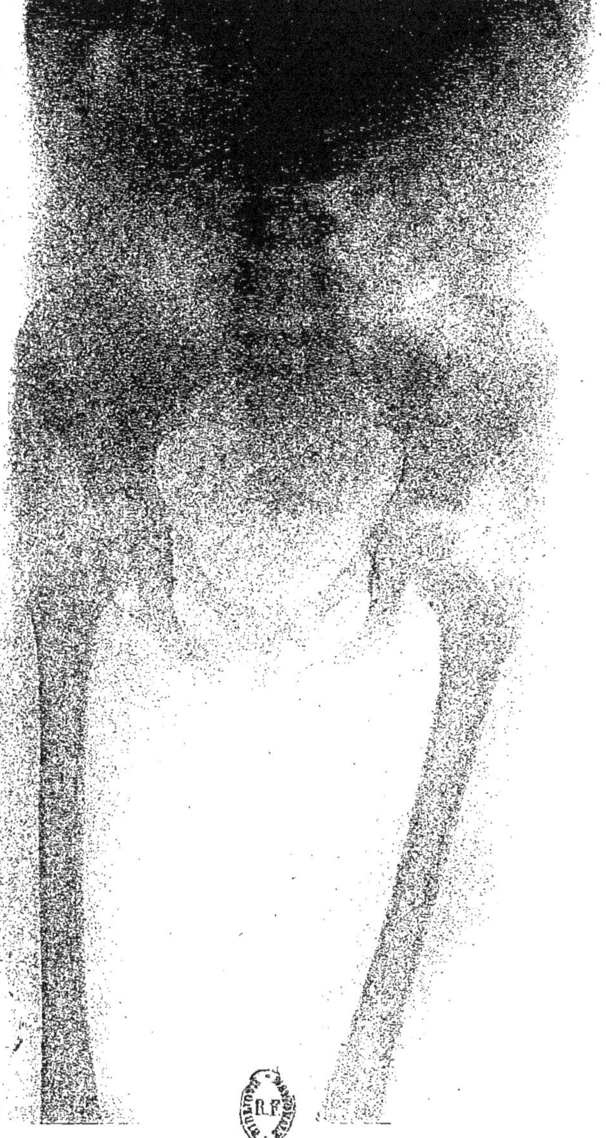

PLANCHE XXVII

Coxalgie du côté droit, datant de six mois, chez un enfant de douze ans. Claudication. — Douleurs vives. — Allongement apparent du membre inférieur droit. — Flexion, abduction rotation et en dehors du membre.

Foyers tuberculeux au niveau de la tête et du col du fémur. — Retard dans la soudure du cartilage de conjugaison.

Teinte claire de la diaphyse du fémur, du côté de la coxalgie. — Pas d'atrophie notable de la diaphyse fémorale, du côté de la coxalgie.

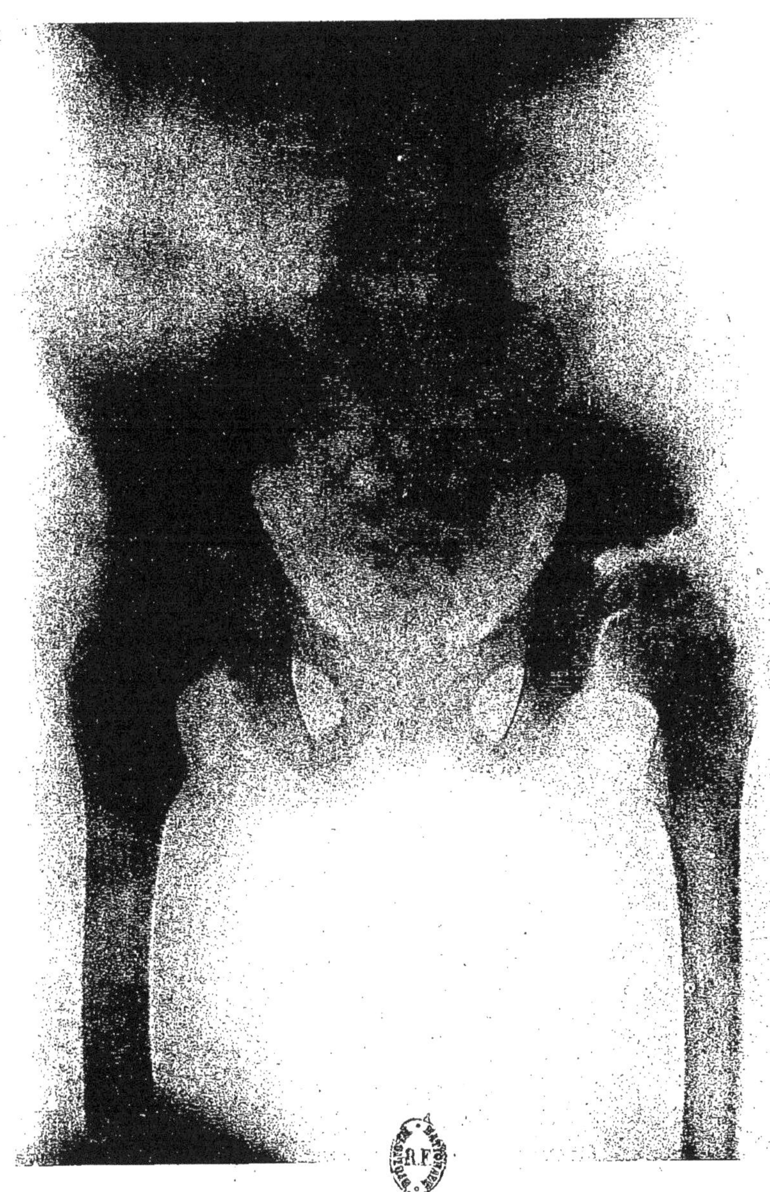

PLANCHE XXVIII

Coxalgie du côté gauche, datant de six mois, avec lésions osseuses graves, chez un enfant de six mois.

Flexion de la cuisse gauche sur le bassin à 45°. — Adduction et raccourcissement réel du membre. — Tuméfaction de la partie supérieure de la cuisse gauche.

Lésions osseuses et synoviales importantes.

Déformation de la tête fémorale et de la cavité cotyloïde. — Subluxation en haut et en arrière de la tête fémorale.

Résorption et disparition du col et de la tête fémorale, du côté gauche. — Fongosités synoviales. — Agrandissement de l'interligne articulaire.

Atrophie et teinte claire du bassin et du fémur, du côté de la coxalgie.

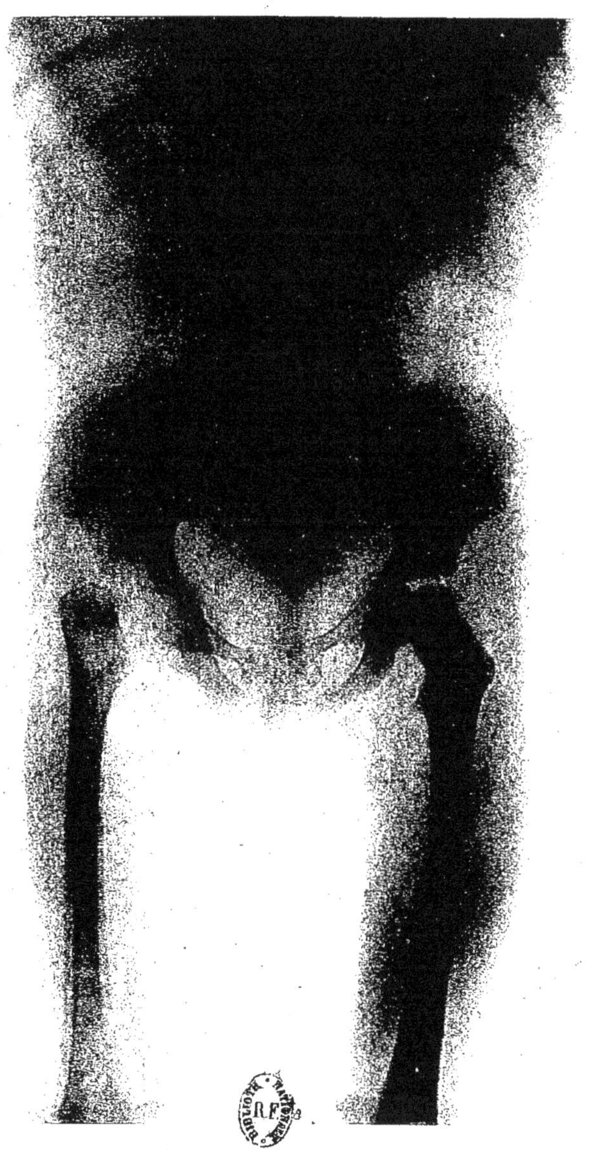

PLANCHE XXIX

Coxalgie du côté gauche, datant de un an, chez un enfant de huit ans.

Légère adduction et raccourcissement très prononcé du membre inférieur gauche.

Graves lésions osseuses et synoviales. — Déformation de l'extrémité fémorale gauche. — Disparition du col et de la tête du fémur. — Luxation en haut et en arrière de la tête du fémur. — Ankylose fibreuse.

Déformation et agrandissement de la cavité cotyloïde.

Légère voussure de la face interne de l'os coxal dans le point correspondant au fond de la cavité cotyloïde.

Déformation, inclinaison vicieuse et atrophie des os du bassin du côté gauche. — Rétrécissement du diamètre transverse du bassin. — Atrophie et teinte claire de toute la diaphyse du fémur, du côté de la coxalgie.

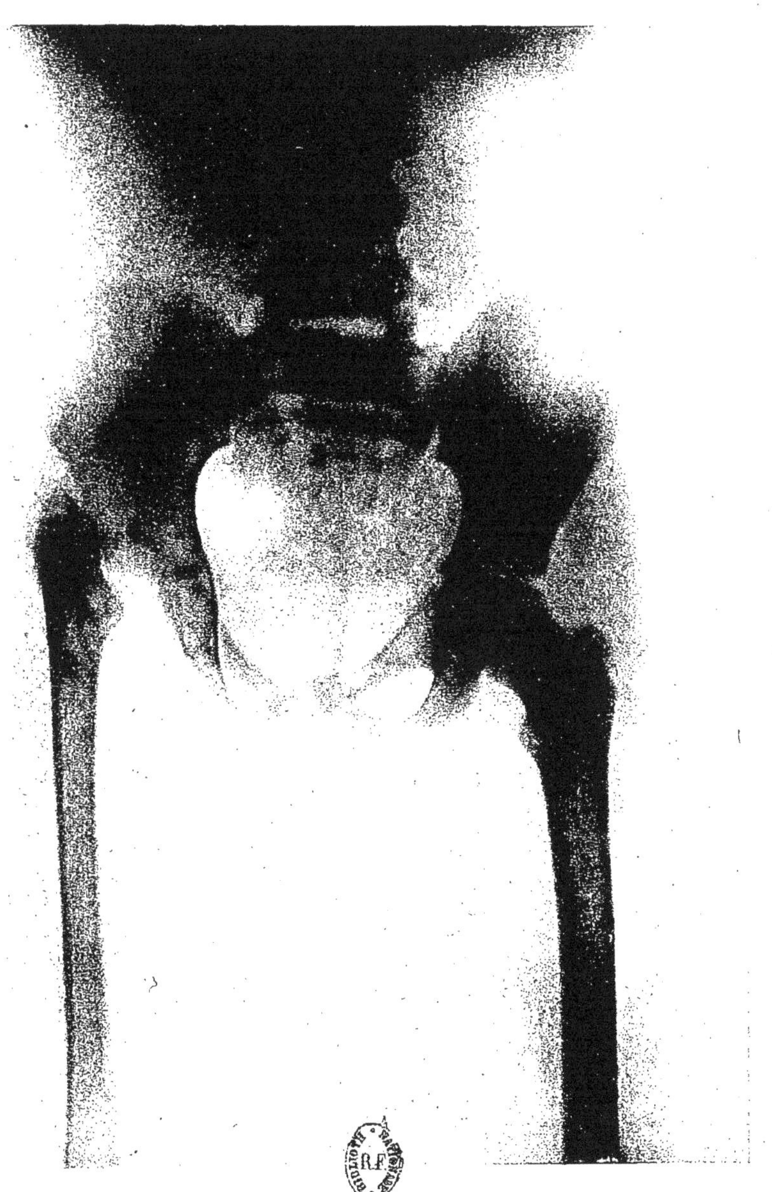

PLANCHE XXX

Coxalgie ancienne du côté droit, datant de trois ans, chez un enfant de douze ans.

Raccourcissement apparent de deux centimètres et légère adduction du membre inférieur droit.

Lésions principales au niveau de la cavité cotyloïde (forme acétabulaire).

L'extrémité fémorale est peu déformée. — Légère diminution de l'angle d'inclinaison du col du fémur.

Pas de luxation.

Disparition de l'interligne articulaire. — Ankylose fibreuse.

Déformation, asymétrie du bassin, rétrécissement du diamètre transverse.

Voussure très marquée, à convexité interne, en dedans de l'os coxal, au niveau de la cavité cotyloïde.

Atrophie, ascension, rotation et torsion d'arrière en avant du côté droit du bassin, d'où le raccourcissement apparent du membre inférieur droit.

Atrophie notable et teinte très claire du corps du fémur du côté de la coxalgie.

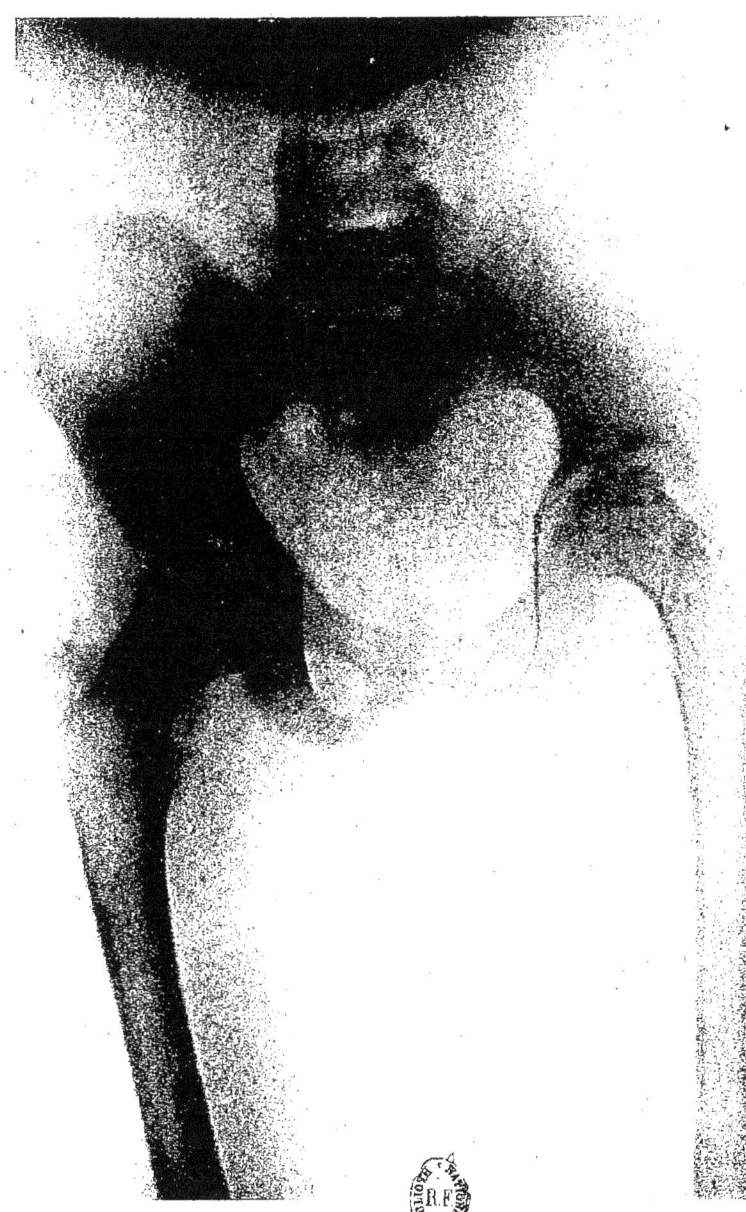

162

PLANCHE XXXI

Coxalgie double chez un enfant de douze ans, datant de trois ans. — Ankylose en bonne position des deux côtés. — Adduction du membre du côté droit. — Abcès et trajets fistuleux multiples autour de l'articulation de la hanche du côté gauche.

Lésions osseuses et synoviales importantes, plus marquées à gauche.

Lésions tuberculeuses des extrémités fémorales et de la cavité cotyloïde. Fongosités synoviales.

Séquestres probables au niveau de l'extrémité supérieure du fémur gauche. — Augmentation de l'angle du col fémoral à droite.

Infiltration, usure et agrandissement au niveau des deux cavités cotyloïdes. — Pas de déformation notable du bassin.

Atrophie très marquée et teinte claire des deux diaphyses du fémur.

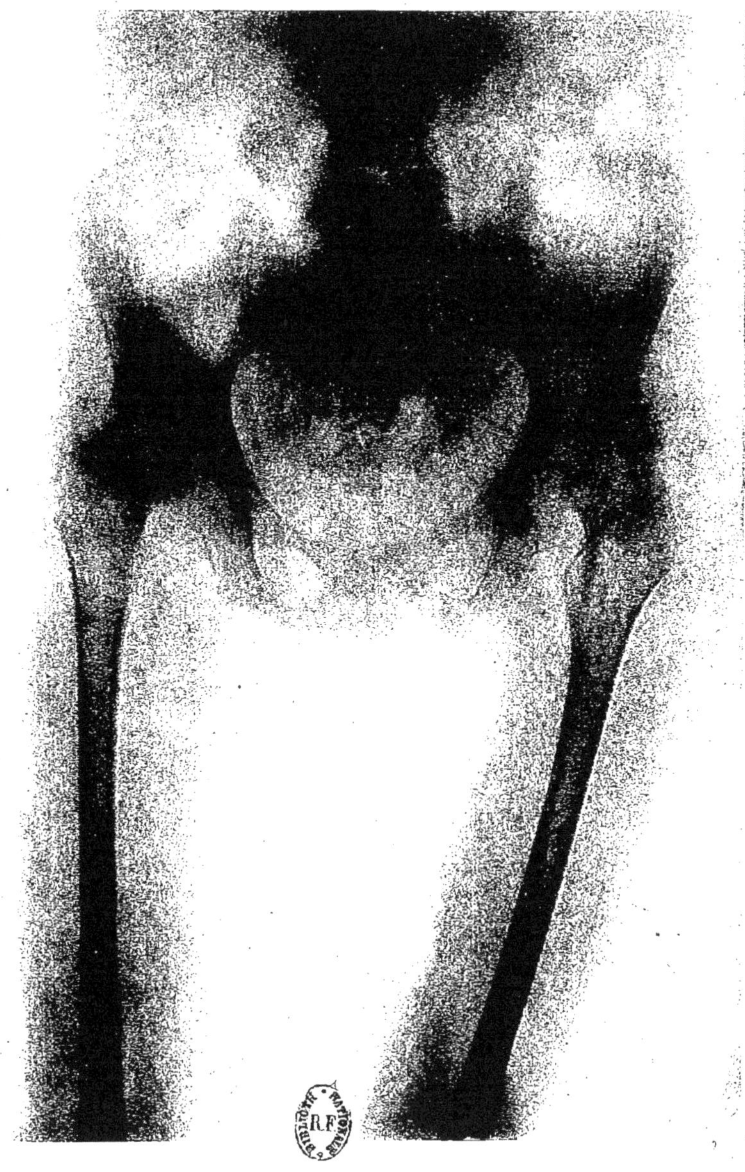

PLANCHE XXXII

Arthrite infectieuse des deux articulations de la hanche, datant de quatre ans, chez un garçon de treize ans.

L'affection s'est montrée à la suite d'une maladie infectieuse, ayant duré deux semaines et considérée comme une fièvre typhoïde. Pendant cette maladie, douleurs vives nocturnes au niveau des genoux et des coudes.

Luxation de la hanche gauche survenue assez brusquement. — Raccourcissement du membre inférieur gauche de sept centimètres. — Contracture de la hanche droite avec conservation de quelques mouvements. — Pas d'ankylose de ce côté.

Lésions diffuses au niveau des deux articulations de la hanche, principalement synoviales.

Luxation en haut et en arrière de l'extrémité fémorale gauche qui a conservé sa forme et sa structure presque normales. — Déformation des deux cavités cotyloïdes, surtout prononcée à gauche.

Pas d'atrophie notable des diaphyses.

Teinte normale des os du bassin et des diaphyses du fémur.

Déformation, rétrécissement et inclinaison vicieuse, extrêmement marquée, du bassin.

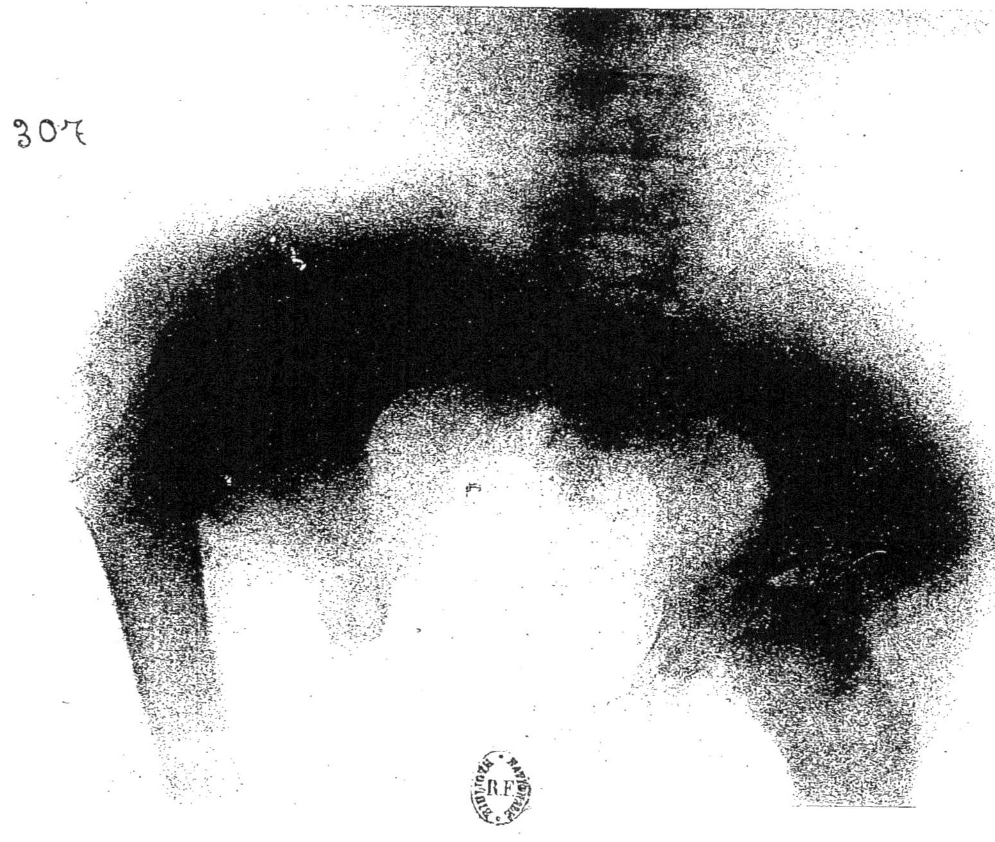

32

PLANCHE XXXIII

Résection sous-périostée de la hanche droite pour coxalgie ancienne suppurée, datant de un an, chez une fillette de trois ans, le 1er octobre 1887.

Résection de sept centimètres de la diaphyse fémorale. — Grattage des foyers tuberculeux et des fistules. — Image radiographique représentant l'état actuel du bassin, du fémur et de la néarthrose, du côté droit, le 2 février 1899, douze ans après notre opération.

Actuellement : état général et local excellent; néarthrose solide avec bon fonctionnement du membre inférieur droit; mouvements faciles au niveau de la néarthrose, mouvement d'adduction assez limité; marche facile avec une semelle surélevée de 10 centimètres. — Mensuration des membres inférieurs :

	COTÉ DROIT — Centimètres.	COTÉ GAUCHE — Centimètres.	DIFFÉRENCE — Centimètres.
De l'épine iliaque antérieure et supérieure au bord externe du pied.	72	84	12
De l'épine iliaque A. S. à l'interligne articulaire du genou	32	44	12
Circonférence de la cuisse à la partie moyenne.	43	50	7
Circonférence de la jambe.	32	36	4

Le bassin est très notablement élevé à gauche, incliné du côté droit.

Exemple rare de néarthrose solide et de régénération d'une partie de la diaphyse du fémur.

État et forme des parties qui constituent la nouvelle articulation.

Forme et volume presque normaux de l'extrémité inférieure du fémur du côté droit.

Diaphyse très atrophiée, le volume de l'os décroissant de la partie inférieure vers la partie supérieure du fémur.

Incurvation à convexité externe de la diaphyse fémorale, principalement marquée à sa partie moyenne. (Cette déformation de la diaphyse, qui contribue à augmenter le raccourcissement du membre inférieur droit, est d'origine statique et s'est produite sous l'influence du poids de corps agissant sur un os peu résistant et d'un volume très réduit.)

Extrémité supérieure du fémur renflée, en forme de massue, représentant assez exactement une extrémité supérieure de fémur normal, mais privée de son col et de sa tête. — A la partie interne de cette extrémité, surface articulaire plane, oblique de bas en haut et de dedans en dehors, en rapport, du côté du bassin, avec une surface analogue, dans un point correspondant à l'ancienne cavité cotyloïde. — Atrophie. — Rétrécissement, inclinaison vicieuse; torsion du bassin du côté droit.

Cette planche démontre l'importance de la radiographie dans l'étude des résultats éloignés des résections articulaires. Elle indique que le pronostic des résections sous-périostées de la hanche pour coxalgie suppurée chez les jeunes sujets, n'est pas toujours mauvais et que l'on peut obtenir, dans quelques cas, des régénérations osseuses étendues et la reconstitution d'une articulation solide et utile.

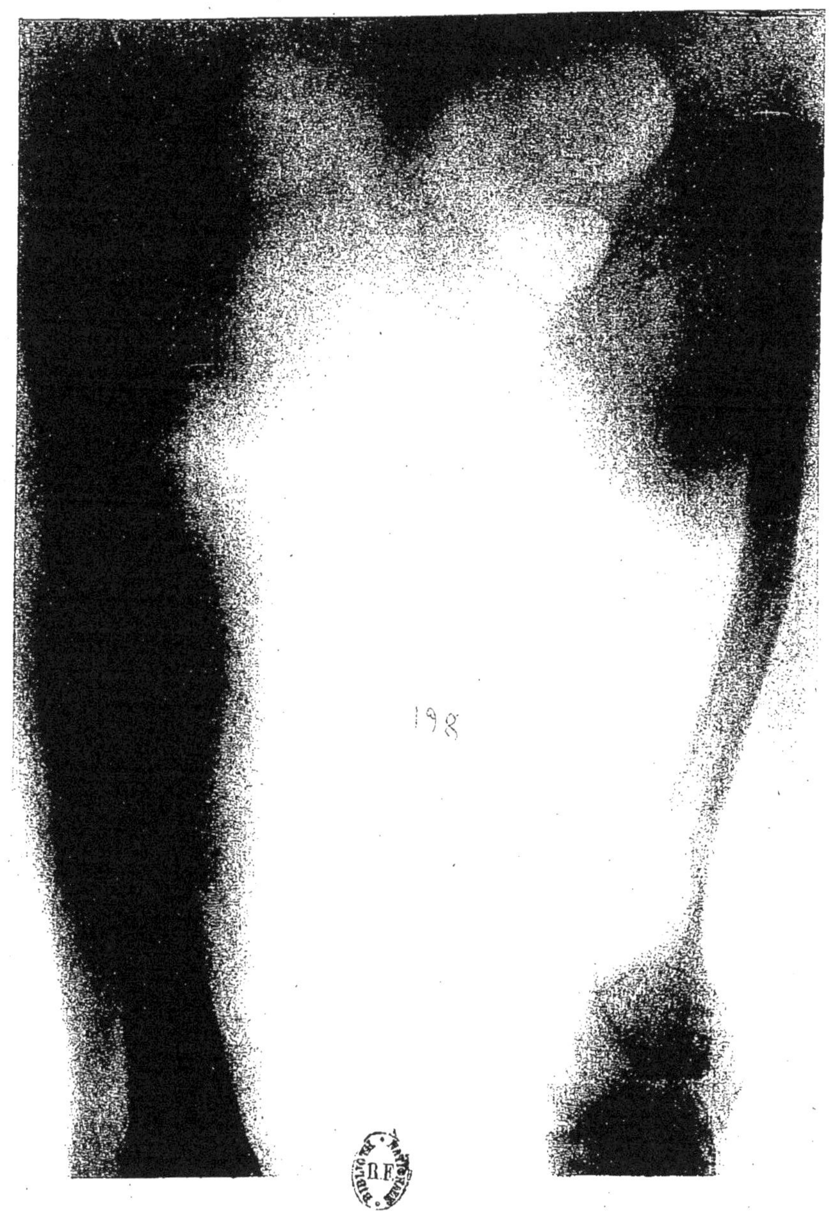

PLANCHE XXXIV

Coxa vara double d'origine rachitique chez un enfant de cinq ans. — Incurvation rachitique des deux fémurs. — Déformation du bassin. — Pendant la marche, inclinaison du tronc à droite.

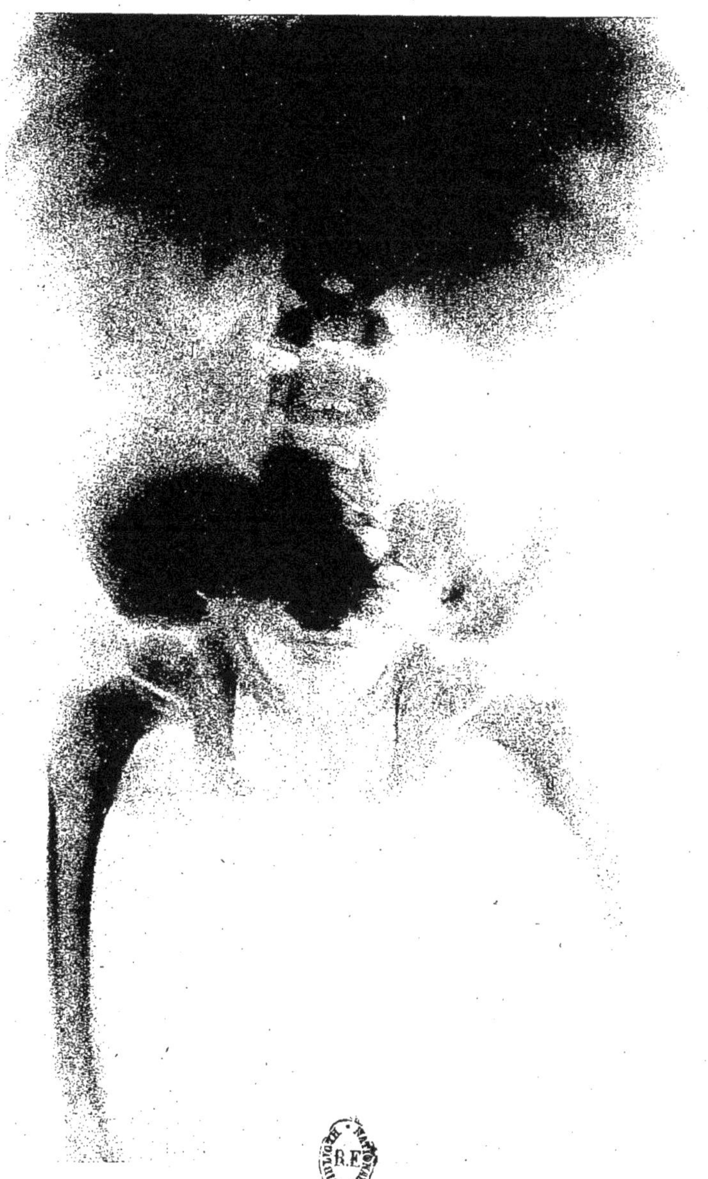

PLANCHE XXXV

Coxa vara double d'origine rachitique chez un enfant de trois ans. — Très grande diminution de l'angle d'inclinaison du col du fémur. — Rachitisme peu marqué. — Dandinement léger. — Marche saccadée. — Adduction forcée des cuisses qui ne peuvent être facilement écartées en dehors. — Chutes fréquentes.

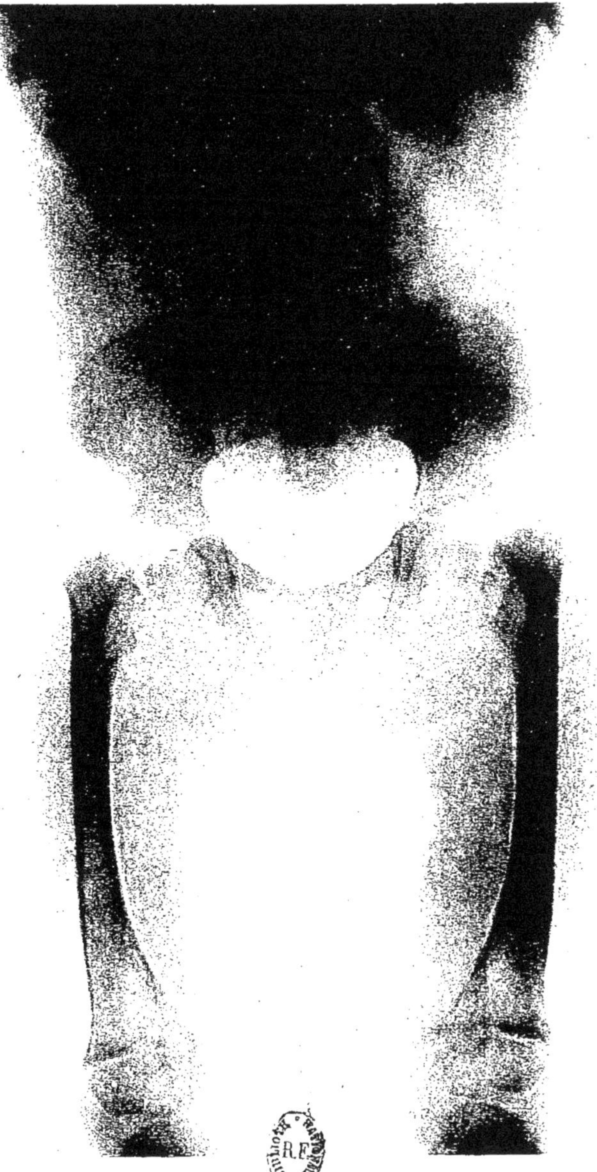

PLANCHE XXXVI

Coxa vara double d'origine rachitique chez un enfant de quatre ans. — Très grande diminution de l'angle d'inclinaison du col du fémur. — Rachitisme généralisé. — Genu valgum à droite. — Pieds plats.

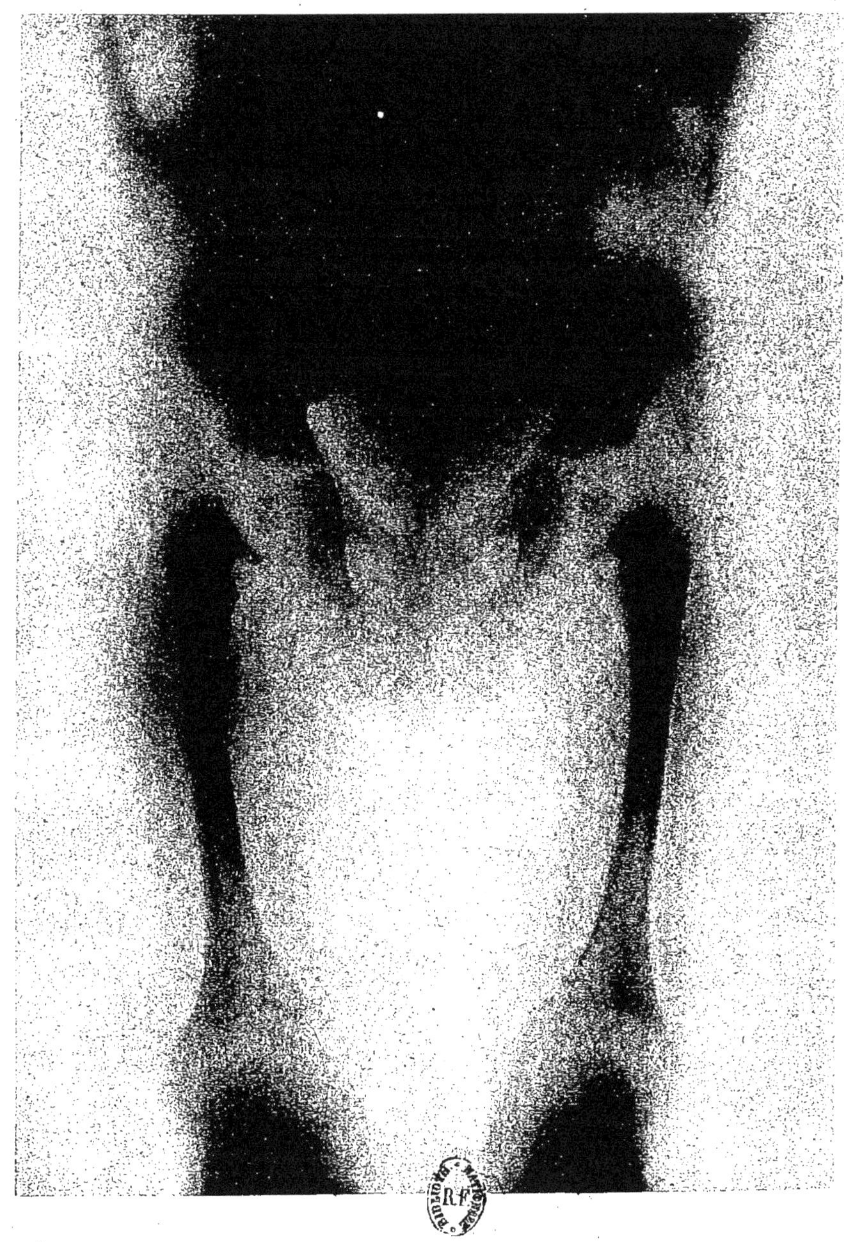

CHAPITRE IV

Radiographie dans l'étude des luxations congénitales de la hanche.

face en pente (*Planches XXXVII, XL, XLII*), plus ou moins oblique de bas en haut et de dedans en dehors. Cette disposition est défavorable et facilite la reproduction de la luxation après les réductions.

Exceptionnellement, l'extrémité fémorale luxée et la cavité cotyloïde sont assez bien conformées (*Planches XXXVIII, XXXIX*). La cavité cotyloïde est quelquefois profonde, à contours réguliers normaux. La réduction non sanglante donne dans ces cas de bons résultats.

La luxation est le plus souvent iliaque. Exceptionnellement nos radiographies nous ont indiqué que chez les très jeunes enfants, la tête fémorale est située en avant au-dessus du cotyle (luxation sus-cotyloïdienne).

Nous devons faire remarquer que la radiographie ne donne pas toujours des indications précises sur la situation exacte de l'extrémité supérieure fémorale.

Chez les très jeunes enfants, les os qui constituent l'articulation de la hanche ne sont pas nettement représentés dans leur forme et leur situation, les parties encore cartilagineuses laissant passer les rayons X; on obtient cependant dans ces cas une image qui donne quelques indications utiles (*Planche XXXVII*).

Ainsi donc, grâce à la constatation par la radiographie de ces diverses particularités, on peut différencier la luxation congénitale de la coxa vara, des fractures, des arthrites de la hanche de diverse nature, être renseigné sur l'importance et le degré de la malformation, connaître le pronostic de l'affection, les chances de réussite de nos interventions et l'époque la plus favorable pour les opérations.

Dans toutes nos opérations de luxations congénitales de la hanche, nous faisons toujours exécuter des radiographies avant l'intervention et après chaque étape du traitement.

Nous faisons souvent des radiographies avant les opérations, le fémur de l'articulation luxée étant d'abord placé en rotation interne, puis, pour une autre épreuve, en rotation externe. On obtient de cette façon, dans les cas difficiles, d'utiles indications sur la situation de la tête et sur sa mobilité.

Nous faisons quelquefois aussi des radiographies, le membre opéré étant encore sous l'appareil plâtré.

Pendant les radiographies destinées à nous renseigner sur les résultats définitifs obtenus par la réduction non sanglante, les membres inférieurs doivent être placés dans une position naturelle, en évitant l'abduction ou l'adduction forcées.

Les radiographies prises à diverses périodes du traitement, et comparées à la radiographie exécutée avant les opérations, nous font connaître l'attitude qu'il convient de donner au membre luxé, et elles nous indiquent si la rotation en dedans doit être préférée à la rotation en dehors, si l'abduction doit être très prononcée ou modérée. Elles nous démontrent que la luxation est bien réduite ou qu'elle s'est reproduite (*Planche XL*), que la tête fémorale est bien dans la cavité cotyloïde ou, au contraire, en transposition antérieure.

Les Planches XLI, XLIII, XLV, XLVI, XLVII, XLVIII, montrent les résultats que peut donner la réduction non sanglante dans la cure des luxations congénitales de la hanche et la grande valeur de cette méthode.

Grâce à une technique spéciale, à la position correcte du membre inférieur du côté de l'articulation réduite et à la contention exacte dans un bon appareil plâtré, nous avons obtenu dans un très grand nombre de cas de véritables réductions de luxations congénitales de la hanche.

Exceptionnellement, nous avons eu des transpositions antérieures de l'extrémité supérieure du fémur, que l'on peut souvent du reste éviter, surtout chez les jeunes sujets, par l'emploi d'une bonne technique opératoire ou corriger par une nouvelle intervention, si le résultat fonctionnel n'est pas satisfaisant.

Dans plusieurs cas, nous avons obtenu une nouvelle articulation solide avec cavité cotyloïde en partie reconstituée (*Planches XLI, XLVI, XLVIII*), les résultats anatomiques et fonctionnels étant excellents.

IV

Luxations congénitales de la hanche.

La radiographie, absolument indispensable dans l'étude des luxations congénitales de la hanche, permet de se rendre compte, sur le vivant, des détails de la configuration, du degré de la malformation et surtout des résultats du traitement.

Nous ne donnons ici que quelques spécimens des très nombreuses radiographies que nous possédons sur ce sujet.

Nos planches représentent les lésions caractéristiques observées dans les luxations congénitales de la hanche à divers degrés, à divers âges.

La malformation est surtout très accusée sur l'extrémité supérieure du fémur.

L'épiphyse est atrophiée et a perdu sa forme demi-sphérique (*Planches XXXVII, XL, XLII, XLIV*). Toute l'extrémité supérieure du fémur est moins volumineuse. La longueur du col est diminuée chez les jeunes enfants (*Planches XXXVII, XLIV*), allongée quelquefois chez les sujets plus âgés.

La cavité cotyloïde conserve assez souvent ses caractères normaux. Elle fait cependant fréquemment défaut, ou bien elle est rétrécie (*Planche XXXVII*), de forme triangulaire, trop plate, incapable de loger la tête fémorale.

Sa partie supérieure est très communément remplacée par une sur-

PLANCHE XXXVII

Luxation congénitale unilatérale (côté droit) de la hanche chez une jeune fillette de dix-sept mois. Raccourcissement d'un centimètre du membre inférieur droit.

Malformation de l'extrémité supérieure du fémur droit. — Épiphyse très atrophiée et très réduite de volume. — Tête très éloignée du fond du cotyle, n'étant plus au niveau du cartilage en Y, remontant plus haut et reposant sur le sourcil cotyloïdien.

Plan du cartilage inter-dia-épiphysaire oblique de dedans en dehors et de haut en bas à droite; transversal à gauche.

Volume égal des deux corps des fémurs.

Cavité cotyloïde rétrécie.

Surface en pente, oblique de dedans en dehors, de bas en haut, constituée par la partie supérieure du cotyle déformé.

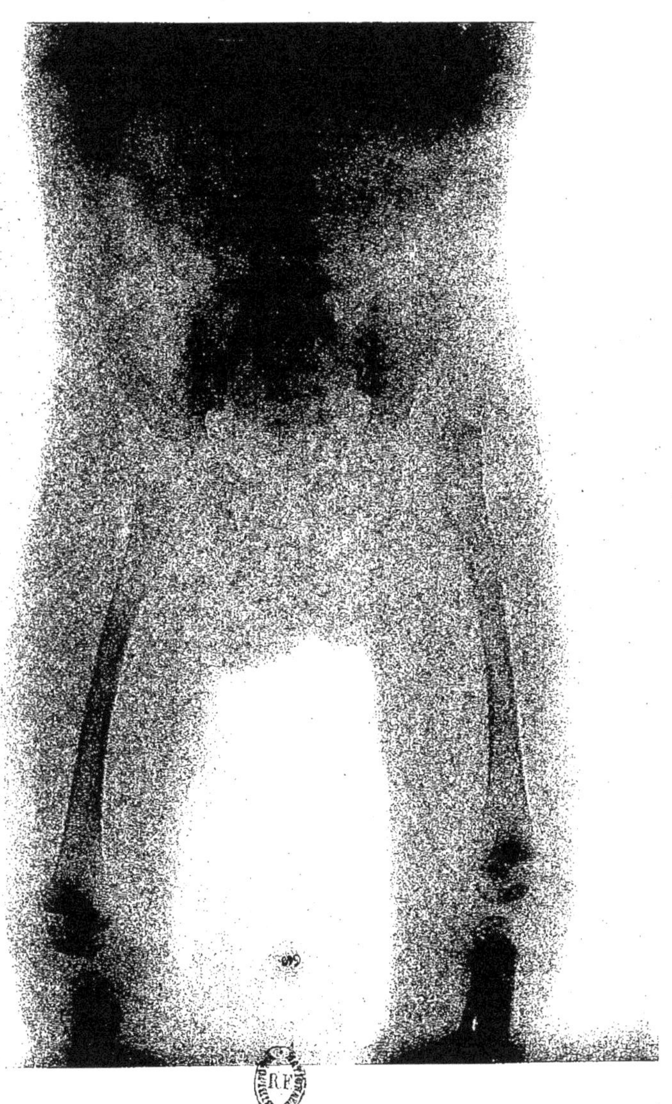

PLANCHE XXXVIII

Luxation congénitale double de la hanche chez une fillette de onze ans. — Raccourcissement d'un centimètre du membre inférieur droit.

A droite : Extrémité supérieure du fémur de configuration normale, reposant dans une cavité profonde située en haut et en arrière au niveau de l'os iliaque.

Cavité cotyloïde très nettement représentée avec ses dimensions et sa configuration normales.

A gauche : Extrémité supérieure du fémur assez bien conformée, mais col moins long et à angle d'inclinaison moindre que celui du côté opposé.

Corps du fémur moins volumineux que celui du côté droit.

Cavité très profonde recevant l'épiphyse fémorale formée en haut et en arrière aux dépens de la fosse iliaque.

Cavité cotyloïde déshabitée, de dimension et de configuration normales.

Pas de déformation du bassin.

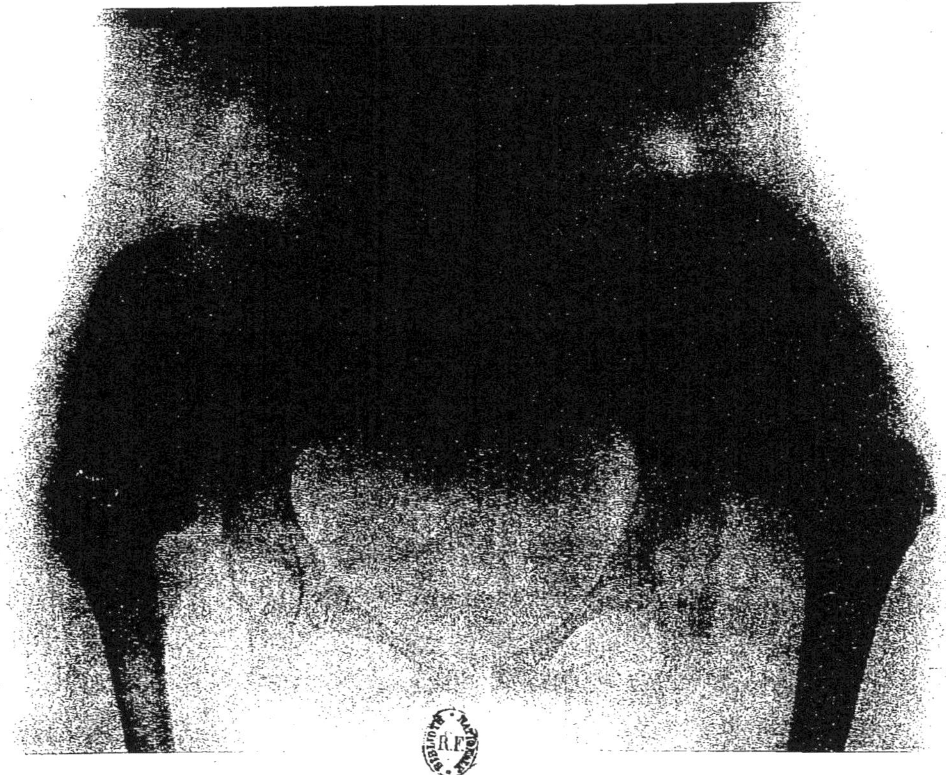

38

PLANCHE XXXIX

Luxation congénitale double de la hanche, très prononcée, chez une fillette de neuf ans.

Épiphyses fémorales situées très haut et en arrière, appuyées sur les ailes iliaques.

Nouvelles cavités profondes, à contours irréguliers, recevant les têtes fémorales, formées aux dépens des ailes iliaques. Anciennes cavités cotyloïdes apparentes assez profondes.

Cavités cotyloïdes, à leur partie supérieure, déformées et remplacées par une surface en pente, oblique de bas en haut et de dedans en dehors.

Pas de déformation notable du bassin.

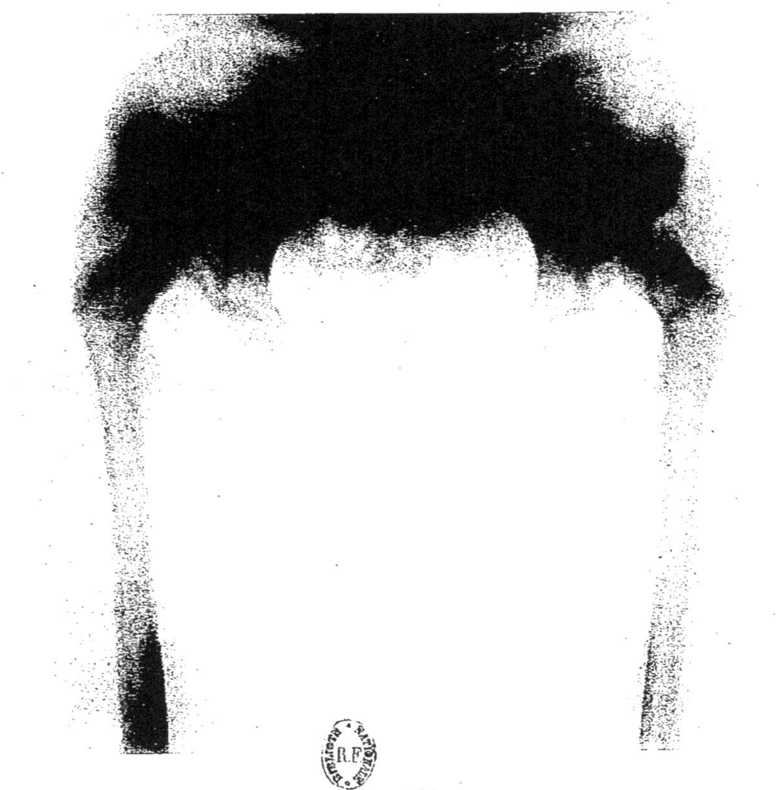

PLANCHE XL

Luxation congénitale de la hanche droite chez un jeune garçon de quatre ans. — Réduction non sanglante pratiquée par un de nos collègues. — Reproduction de la luxation sous l'appareil plâtré[1].

État des parties trois mois après l'opération, le membre inférieur droit étant, au sortir de l'appareil plâtré, en forte abduction.

Malformation de l'extrémité supérieure du fémur droit. — Épiphyse très atrophiée, ne correspondant plus au ligament en Y et remontant très haut et en arrière sur l'aile iliaque.

Volume du corps du fémur moindre que celui du côté opposé.

Partie supérieure de la cavité cotyloïde remplacée par une surface en pente oblique de haut en bas et de dedans en dehors.

1. Une radiographie, faite sans enlever l'appareil plâtré, avait permis de reconnaître que la luxation s'était reproduite.

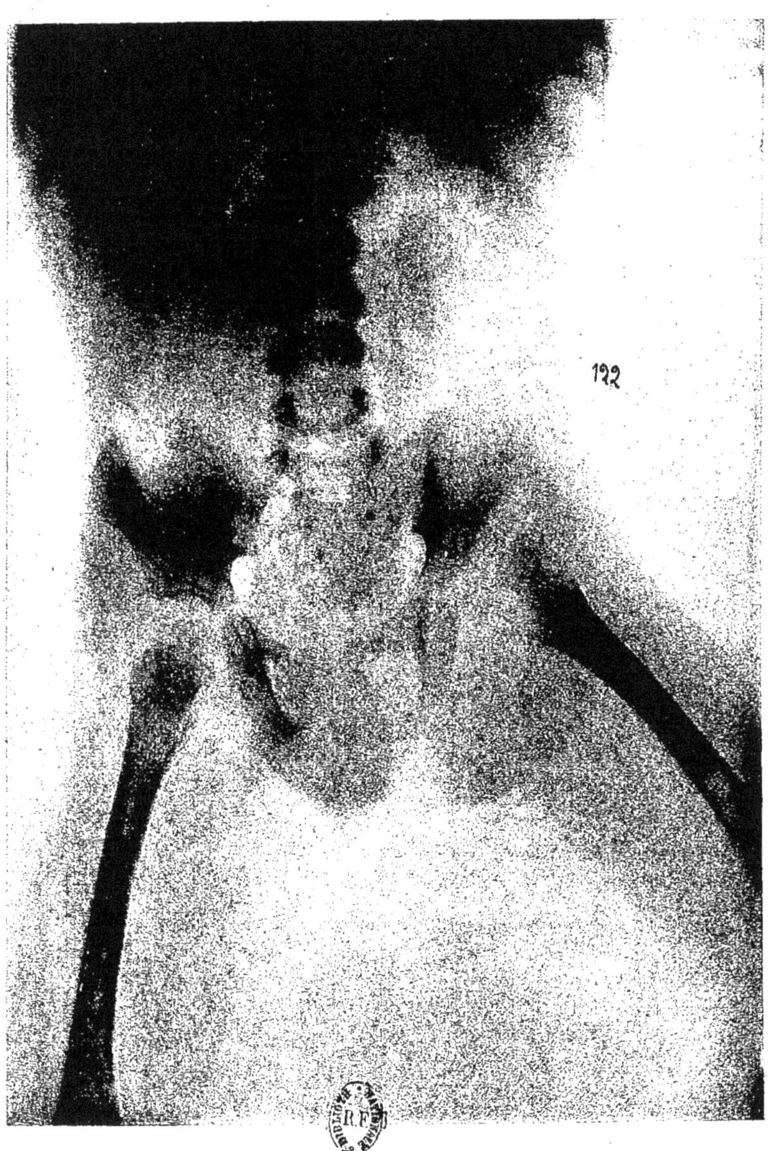

PLANCHE XLI

Le même sujet que celui représenté Planche XL. — Réduction non sanglante de la hanche droite. — Appareils plâtrés de contention pendant neuf mois. — Maintien de la réduction. — Résultat fonctionnel parfait (pas de raccourcissement ni de claudication). — Image radiographique des parties douze mois après notre opération.

Réduction exacte de la luxation. — Épiphyse fémorale dans l'ancienne cavité au niveau du ligament en Y.

Surface en pente signalée dans la Planche XL, remplacée par une surface transversale surplombant l'épiphyse fémorale. (*Cette particularité semble indiquer que la cavité cotyloïde s'est en partie reconstituée.*)

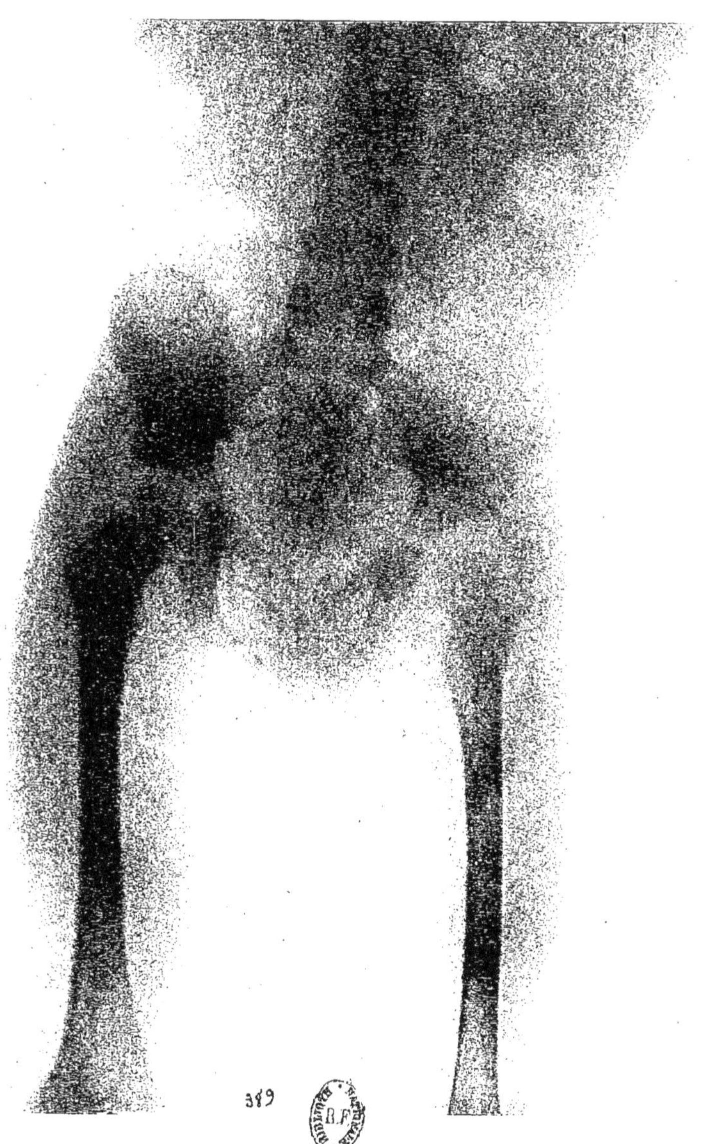

PLANCHE XLII

Luxation congénitale de la hanche gauche chez un garçon de quatre ans. — Raccourcissement du membre inférieur gauche d'un centimètre et demi.

Malformation de l'extrémité supérieure du fémur gauche. — Atrophie de l'épiphyse. — Épiphyse et extrémité supérieure du fémur, n'étant plus au niveau du ligament en Y, très remontées et appuyées en haut et en arrière sur l'aile iliaque gauche. — Diminution de longueur du col fémoral. — Atrophie de la diaphyse fémorale gauche.

Nouvelle cavité très nettement dessinée au niveau de l'aile iliaque, au-dessus et en arrière de l'ancienne cavité cotyloïde.

Ancienne cavité cotyloïde déformée, présentant à sa partie supérieure une surface en pente assez oblique et se continuant en haut avec la surface de la nouvelle cavité de réception de l'extrémité fémorale luxée.

Déformation du bassin consistant en une voussure à convexité interne à la face interne de l'os coxal, dans le point correspondant à la cavité de réception de la tête fémorale analogue à celle représentée dans les Planches XXIX et XXX.

151

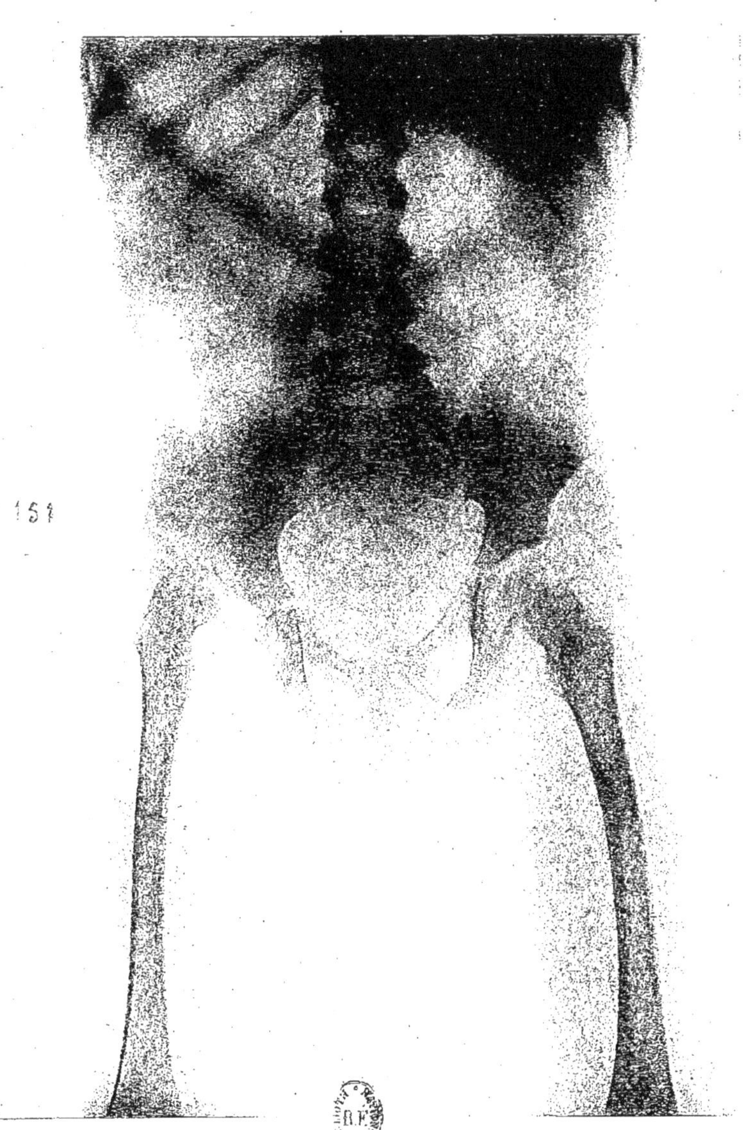

PLANCHE XLIII

Même sujet que celui représenté Planche XLII, un an après le traitement de la luxation de la hanche gauche par la méthode non sanglante. — Excellent résultat fonctionnel. — Pas de raccourcissement ni de claudication.

Réduction exacte de la luxation. — Épiphyse en rapport avec l'ancienne cavité cotyloïde au niveau du ligament en Y.

(Pendant la radiographie le membre inférieur gauche a été placé, par erreur, dans l'abduction. Ce membre jouit actuellement de tous ses mouvements et peut facilement être placé dans la rectitude.)

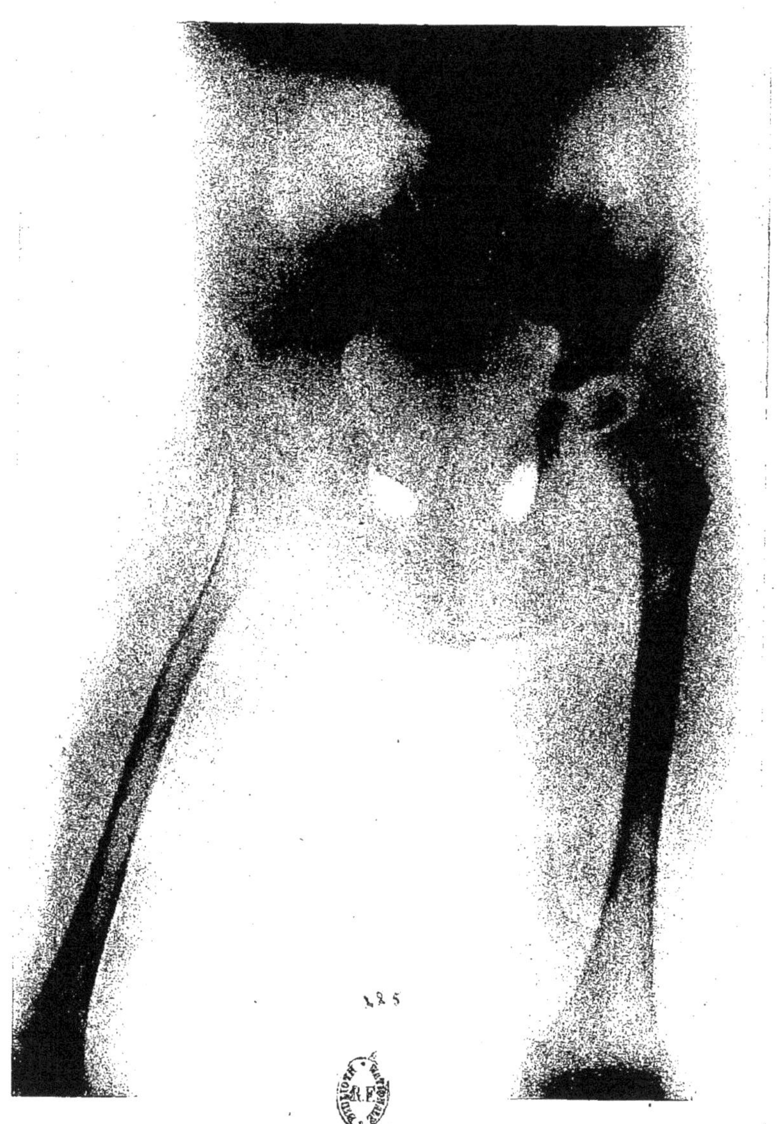

PLANCHE XLIV

Luxation congénitale double de la hanche chez une fillette de trois ans. — Ensellure très prononcée. — Marche en canard très défectueuse.

Atrophie des épiphyses. — Malformation des extrémités fémorales très remontées et appuyées, en haut et arrière, sur les fosses iliaques. Brièveté très grande des deux cols fémoraux. Partie supérieure de la cavité cotyloïde bien conformée, formant une surface transversale, suivant la disposition normale.

Pas de déformation du bassin.

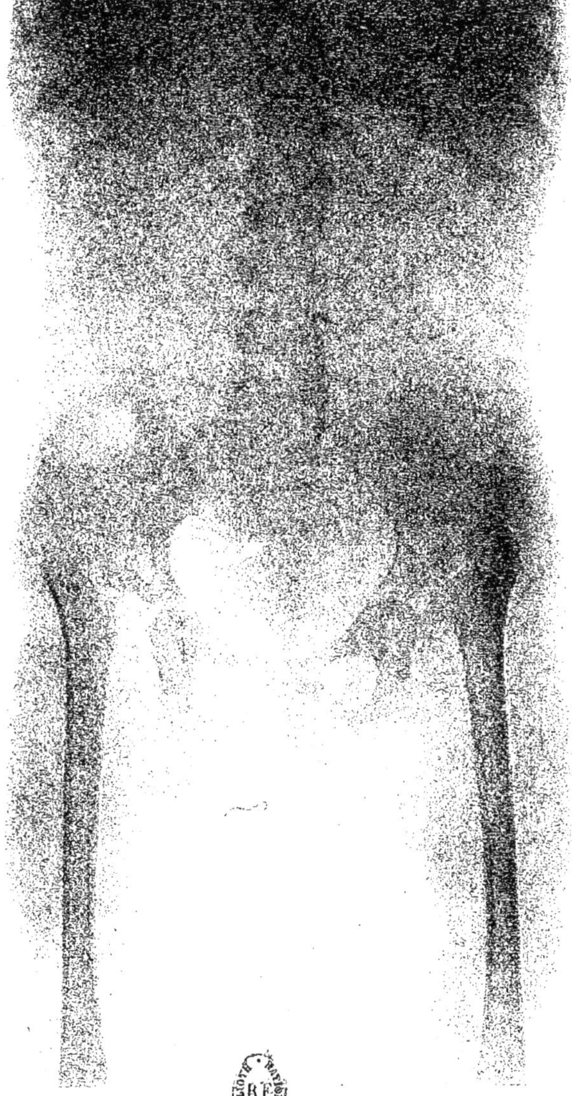

PLANCHE XLV

Même sujet que celui représenté Planche XLIV, après réduction des deux luxations par la méthode non sanglante. — Les membres sont dans l'abduction et dans la rotation en dehors, au sortir de l'appareil plâtré de contention, quatre mois après les réductions.

Luxations bien réduites. — Épiphyses dans l'ancienne cavité cotyloïde au niveau du cartilage en Y.

Actuellement, un an après les réductions des luxations, les membres sont dans la rectitude. L'ensellure a complètement disparu. Les deux membres ont une longueur égale. La marche s'exécute sans aucune claudication.

Cette observation est un des rares exemples de guérison parfaite d'une luxation congénitale double de la hanche par la méthode non sanglante.

Une nouvelle radiographie exécutée, il y a un mois, les membres étant placés verticalement, indique que les luxations sont très exactement réduites. Nous regrettons que cette radiographie ne puisse figurer dans notre Atlas.

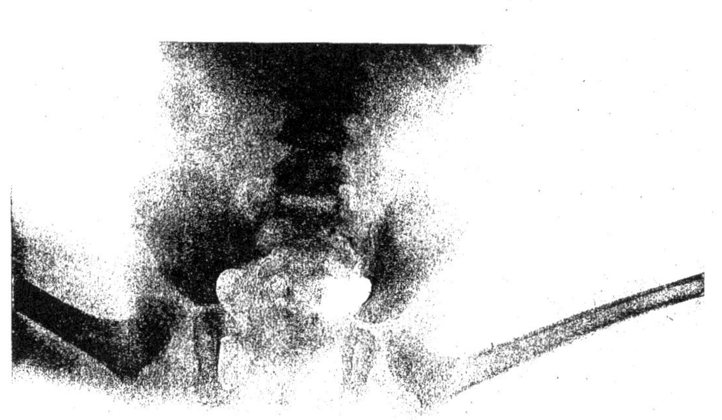

PLANCHE XLVI

Luxation congénitale de la hanche droite chez un jeune enfant de deux ans et demi. — Raccourcissement d'un centimètre et demi du membre inférieur droit. — Ensellure. — Marche très défectueuse. — Réduction de la luxation le 18 *juin* 1896. — *Immobilisation du membre supérieur droit dans des appareils plâtrés, d'abord en abduction, puis dans la rectitude pendant un an. — Disparition de l'ensellure, du raccourcissement du membre, de la claudication. — Résultat fonctionnel parfait.*

Radiographie faite le 20 *juin* 1898, *deux ans après l'opération, indiquant la configuration des parties.*

Très bonne conformation de l'extrémité supérieure du fémur et de la cavité cotyloïde. L'articulation de la hanche du côté droit, antérieurement luxée, ne diffère pas de l'articulation normale du côté gauche.

La tête fémorale droite repose dans une cavité profonde soutenue en haut par une surface en forme de voûte, un peu plus oblique cependant, de bas en haut et de dedans en dehors, que la surface analogue du côté opposé.

125

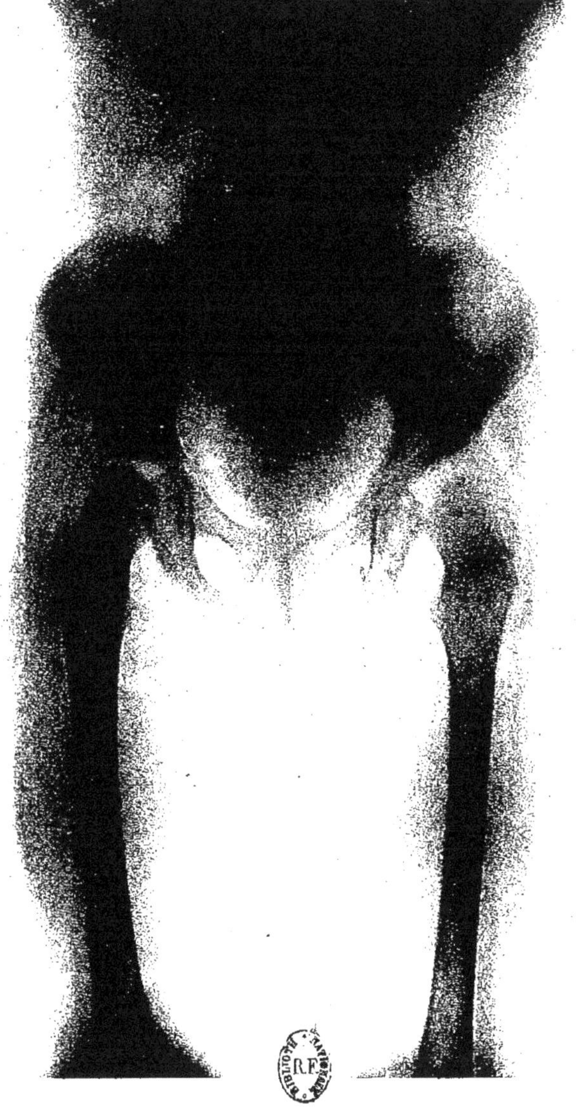

PLANCHE XLVII

Luxation congénitale de la hanche droite chez une fillette de huit ans. — Raccourcissement du membre inférieur droit de deux centimètres. — Ensellure. — Claudication. — Marche très défectueuse.

Réduction par la méthode non sanglante. — Immobilisation du membre inférieur droit, d'abord dans l'abduction et la rotation en dehors, puis dans la rectitude, pendant neuf mois.

Au sortir du dernier appareil plâtré, raideur de l'articulation coxo-fémorale droite, membre inférieur droit dans une très légère abduction. La mobilisation et le massage corrigent bientôt cette attitude vicieuse.

Correction de l'ensellure et du raccourcissement du membre inférieur droit. — Marche normale. — Excellent résultat fonctionnel.

Une radiographie prise avant l'opération indiquait que la tête fémorale était très remontée sur l'aile iliaque. — La radiographie représentée dans la planche ci-contre indique la configuration des parties, un an et demi après l'opération.

Tête fémorale réduite dans l'ancienne cavité cotyloïde bien conformée.

A la partie supérieure de la cavité cotyloïde, tache sombre, marbrée, indiquant l'existence d'un degré d'arthrite ancienne.

Sur l'aile iliaque droite, légère excavation qui recevait, avant la réduction, la tête fémorale droite luxée.

Diaphyse fémorale droite de volume moindre et de coloration plus claire que celle du côté gauche opposé.

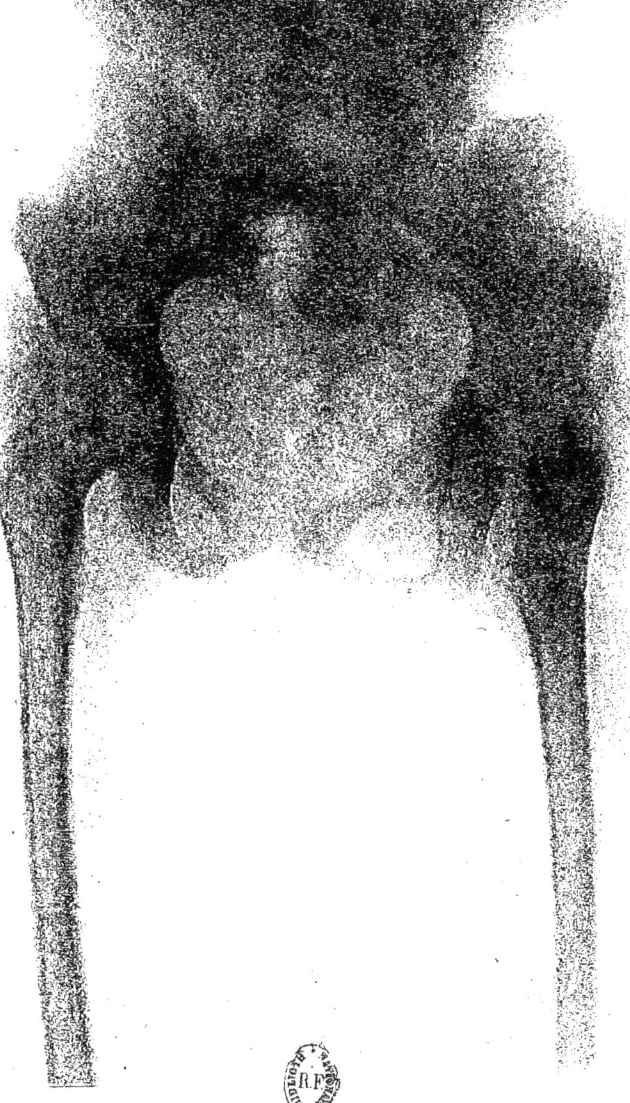

PLANCHE XLVIII

Luxation congénitale de la hanche droite chez une fillette de cinq ans. — Ensellure. — Raccourcissement du membre inférieur droit d'un centimètre et demi. — Claudication. — Marche très défectueuse. — Réduction par la méthode non sanglante. — Contention et immobilisation du membre inférieur droit, d'abord dans l'abduction et la rotation en dehors, puis dans la rectitude, pendant neuf mois. — Excellent résultat fonctionnel.

Disparition de l'ensellure, du raccourcissement du membre inférieur droit et de la claudication.

Une radiographie, prise avant l'opération, indiquait que la tête fémorale droite remontait très haut et en arrière sur l'aile iliaque.

La radiographie représentée Planche XLVIII indique la configuration des parties un an et demi après notre opération.

Tête fémorale droite réduite et au niveau du cartilage en Y, dans l'ancienne cavité cotyloïde.

Cavité cotyloïde bien conformée, constituée à sa partie supérieure par une surface large en forme de voûte.

Diaphyse fémorale du côté droit, de volume moindre et de coloration plus claire que celle du côté gauche opposé.

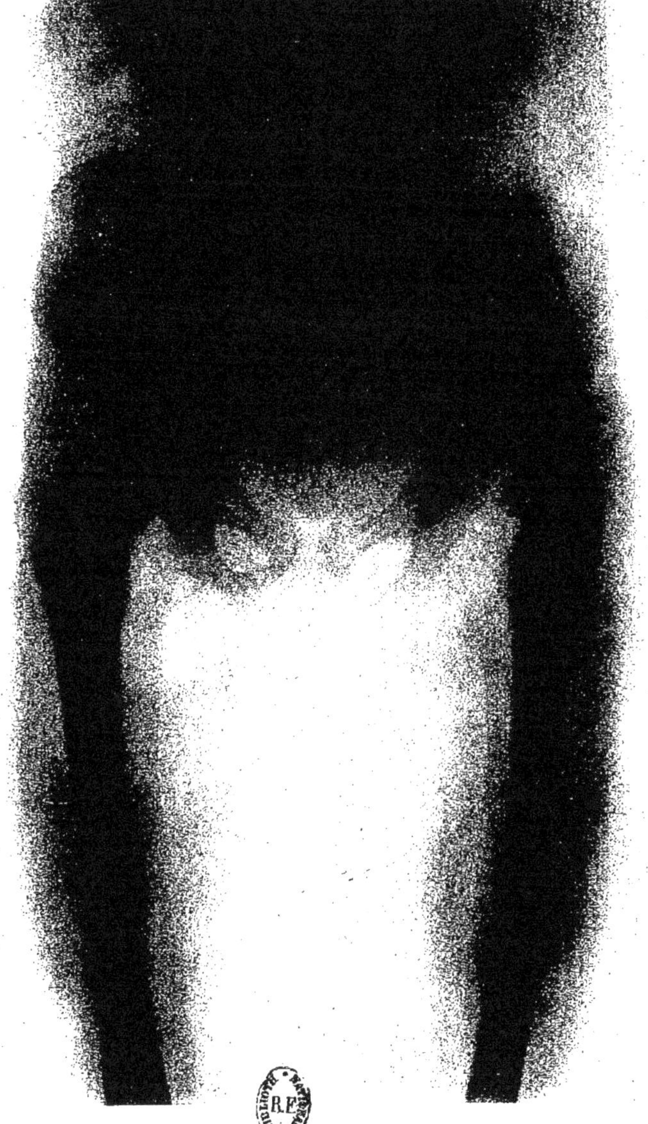

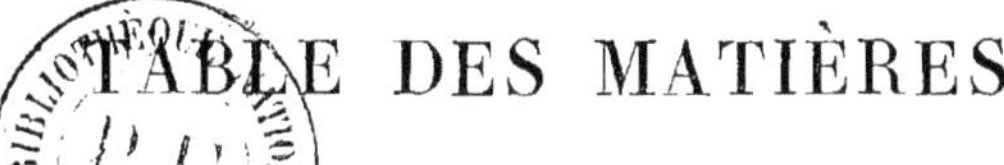

TABLE DES MATIÈRES

E. Pécoy, Graveur-Imprimeur, Paris. — 904-82.

www.ingramcontent.com/pod-product-compliance
Ingram Content Group UK Ltd.
Pitfield, Milton Keynes, MK11 3LW, UK
UKHW012210240726
13966UKWH00002B/682